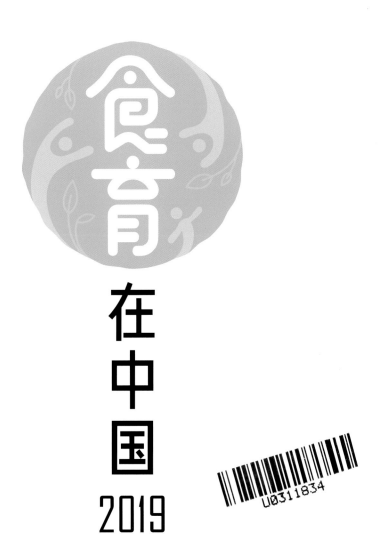

在中国

2019

刘晓洁　等著

科学普及出版社

·北　京·

图书在版编目（CIP）数据

食育在中国. 2019 / 刘晓洁等著. -- 北京：科学
普及出版社，2020.1
ISBN 978-7-110-10012-7

Ⅰ. ①食… Ⅱ. ①刘… Ⅲ. ①营养卫生 – 中国 Ⅳ.
①R15

中国版本图书馆CIP数据核字（2019）第226425号

策划编辑	李　镭　乌日娜
责任编辑	李　镭
封面设计	逸水翔天
正文设计	逸水翔天
责任校对	张晓莉
责任印制	徐　飞

出　　版	科学普及出版社
发　　行	中国科学技术出版社有限公司发行部
地　　址	北京市海淀区中关村南大街 16 号
邮　　编	100081
发行电话	010-62173865
传　　真	010-62173081
网　　址	http://www.cspbooks.com.cn

开　　本	787mm×1092mm　1/16
字　　数	135千字
印　　张	8.75
版　　次	2020年1月第1版
印　　次	2020年1月第1次印刷
印　　刷	北京利丰雅高长城印刷有限公司
书　　号	ISBN 978-7-110-10012-7/R·882
定　　价	68.00元

《食育在中国 2019》编委会

主　笔　刘晓洁

副主笔　黄　琼

成　员（按姓氏音序排列）

鲍　彬　陈　纲　陈佳祎　陈小龙　付　航

高　思　高晓谊　郭志滨　李　安　李　丰

李　刚　李　婕　李　娟　李昂达　李印东

李永进　林显阳　刘　璐　刘洪美　陆安祥

栾云霞　毛春蕊　平　华　曲婷婷　田春丽

王　丹　肖　颖　杨　毅　杨文平　尹云鹤

赵　晶　甄国新　庄芯萌

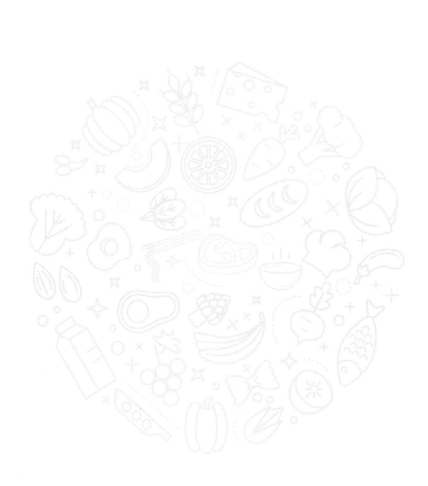

序言

　　近年来，食物浪费现象已经引发了全球各界的广泛关注，不同组织和机构对食物浪费问题进行了研究。据联合国粮农组织（FAO）测算，全球每年约1/3的食物（约13亿吨）在生产与消费过程中被浪费或损耗。据统计，欧盟每年人均食物浪费量达17.9千克，总量达9000万吨。中小学校是食物浪费的"重灾区"之一。早在2002年就有学者对美国1992—1992年校园午餐计划（NSLP）食物浪费情况进行了估算（Buzby J.C et al, 2002），英国约有1/3到1/2的食物被不同年级的学生浪费掉（WRAP, 2011），意大利约有15%的校园食物被浪费掉（Falasconi et al, 2015）。根据估算，2014年北京中小学平均食物浪费量为130克/人/餐，约占食物供给总量的21%，浪费掉的食物主要为主粮和蔬菜（Liu et al, 2016）。食物浪费不仅威胁到全球粮食安全，还严重地损耗了全球资源，并造成了严重的环境污染（Liu et al, 2013; Cuéllar et al, 2010; Hall et al, 2009; Song et al, 2015; 张丹等，2016）。全球每年食物浪费造成了14亿公顷耕地和2500亿立方米地表水的损耗，还导致了34.9亿吨二氧化碳的排放（FAO, 2014）。中国食物浪费造成的土地资源浪费相当于墨西哥全国的可耕地面积（Liu et al, 2013）。由食物浪费引起的资源环境、居民健康危害等问题，日益成为社会经济发展的巨大安全隐患，与我国所倡导的可持续消费以及生态文明建设背道而驰（成升魁等，2012）。

　　在校园食物消费系统中，中小学生是食物消费者，也是食物浪费行为的产生者，这个行为的产生与多个主体相关，包括餐饮供应商（营养餐企业或食堂）、食堂管理者、教委、学校、老师，还有来自家庭的影响等，这些主体相互作用、相互影响，形成复杂的链生关系。面对触目惊心的中小学校食物浪费问题，中国科学院地理科学与资源研究所联合中国教育科学研究院、中国农业科学院等研究机构开展了联合研究，试图找出中小学校食物浪费的主要原因，以探索减少中小学校食物浪费的有效途径。在研究初期，我们从改变中小学校营养餐供餐入手，通过建立自主取餐制度、改善食物搭配、优化食物制作等方式引导学生更好地接受学校提供的营养餐，这些改变在一定程度上减少了校园食物浪费。但在一次学校调研中，我们意识到了另一个严重的问题，那就是"隐形"的食物浪费，即学生们暴饮暴食、膳食搭配不合理等不良饮食习惯造成了他（她）们对食物的浪费，同时给自己的身体造成了不必要的负担。

由此，我们深刻地认识到：减少食物浪费不是简单地减少餐桌浪费，而是要让科学的饮食理念深入人心。于是，研究团队萌生了开展食育研究的想法。一方面，我们希望通过开展食育教育让中小学生能够正确认识人与食物的关系，提高学生的忧患意识，使其能够自主地选择与环境相协调的食品生产和消费方式，养成良好的饮食习惯；另一方面，通过开展食育教育让全社会都参与到继承与发扬我国优良的传统饮食文化、推进与环境和谐共处的食品生产及消费之中，形成社会共治的治理模式。我们同时借鉴了国外成熟的食育经验，例如日本健全的食育体系和百年实践经验为我们搭建食育体系、确定食育基本内容、开展食育实验提供了很好的范本。

经过近年来的实践，我们感受到了社会各界积极参与食育活动的热情，一批政府单位、研究机构、中小学校、非营利组织、企业自发地参与到食育研究当中。本书选取了其中一些典型的案例，从不同的角度阐述各主体对食育的探索。我们希望这些宝贵的经验能够为今后的食育工作提供借鉴。当然，我们的认识有所局限，书中表述难免出现不合理之处，请大家多多指正！

感谢一直以来为我们的研究工作提供支持与帮助的每一个人，尤其感谢国家自然科学基金委员会和中国科学院对食育研究给予的大力支持及其为本研究提供的经费资助〔国家自然科学基金项目（71874178）；中国科学院先导项目（XDA19040303）；中国科学院重点部署项目（KJZD-EW-G20）〕。

未来，食育的探索道路还很漫长，我们希望有更多人参与进来，与我们一起共同推动食育事业的发展，为人与自然的和谐共处贡献力量！

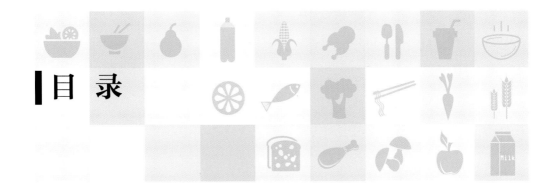

目 录

第一章 食育的提出

一、食育的概念 …………………………………………………… 4

二、食育面临的挑战 …………………………………………… 6

第二章 中国传统饮食文化

一、中国饮食文化的历史 ………………………………… 8

二、中国传统饮食文化的特点 …………………………… 10

三、中国饮食文化的内涵与影响 ……………………… 13

第三章 食育在中国的实践

第一节 研究机构：中国科学院的食育研究与成果传播 ……… 20

一、背景分析 …………………………………………… 20

二、研究工作 …………………………………………… 22

三、组织不同类型的活动 ……………………………… 23

四、活动亮点及特色 …………………………………… 29

第二节　政府部门：顺义校园的食育模式探索 ·············· 31

一、背景分析 ······································· 31

二、工作目标 ······································· 31

三、顺义校园"2+2+3"食育模式的推进 ············· 32

四、活动成果 ······································· 41

第三节　研究中心：中小学"食品营养与安全"课程的实践

探索 ··· 43

一、背景分析 ······································· 43

二、课程目标 ······································· 44

三、课程框架 ······································· 44

四、课程案例 ······································· 45

五、课程亮点及特色 ································· 50

第四节　非政府组织：首都保健营养美食学会"食育推动"

计划 ··· 51

一、背景分析 ······································· 51

二、活动设计理念 ··································· 51

三、开展情况 ······································· 53

四、活动亮点及特色 ································· 59

第五节　中小学校：史家小学的食育探索 ················ 61

一、背景分析 ······································· 61

二、活动目标 ······································· 62

三、开展情况 ······································· 62

四、活动亮点及特色 ································· 71

五、活动成果 ······································· 72

第六节　中小学校：郝堂宏伟小学的留守儿童食育探索 ……… 76

　　一、背景分析 …………………………………………… 76

　　二、活动目标 …………………………………………… 77

　　三、开展情况 …………………………………………… 77

　　四、活动成果 …………………………………………… 83

第七节　中小学校：潍坊瀚声学校食育课程探索与实践 ……… 87

　　一、背景分析 …………………………………………… 87

　　二、开展情况 …………………………………………… 88

　　三、研究成果 …………………………………………… 94

第八节　行业推动：阿拉小优的食育探索 ………………… 95

　　一、背景分析 …………………………………………… 95

　　二、开展情况 …………………………………………… 96

　　三、未来发展愿景 ……………………………………… 102

第四章　食育的国际经验

第一节　日本食育 ………………………………………… 104

　　一、背景 ………………………………………………… 104

　　二、内涵 ………………………………………………… 105

　　三、推动 ………………………………………………… 105

　　四、不同阶段的内容 …………………………………… 106

第二节　美国食育实践与经验总结 ……………………… 111

　　一、背景 ………………………………………………… 111

　　二、基本情况 …………………………………………… 112

　　三、经验 ………………………………………………… 113

第三节　瑞典食育概览 ·· 122

一、背景 ··· 122

二、内涵 ··· 123

三、食育事业关涉学校、家庭、社区和政府 ··········· 124

四、瑞典学校的食育课程 ······························· 125

加入食育研究进展讨论群　　　联合食育各界主体
入群指南见书封面勒口处　　　谋划食育行动方案

第一章 食育的提出

民以食为天，食贯穿了人类个体生命的始终和社会历史发展的整个进程。中国有句俗语："开门七件事，柴米油盐酱醋茶。"我们把简单的事情称作"小菜一碟"，把稳定的工作称为"铁饭碗"，把失业称作"没饭吃"……可见饮食这件事已经渗透进了中国人日常生活的点滴，人与食物之间有着密不可分的关系。人与食物的关系一方面反映了食物对人类生活的影响与作用，另一方面也反映了人与自然、人与社会、人与传统的关系。具体来说，包括以下几个层面。

首先，人依赖食物生存，获取能量与营养。无论在茹毛饮血的远古时期还是当下的现代化社会，食物都是人类生存无可替代的物质基础，人的生命活力因食物的存在得以延续。其次，食物也因多元的烹饪方式与调味风格，以不断翻新的

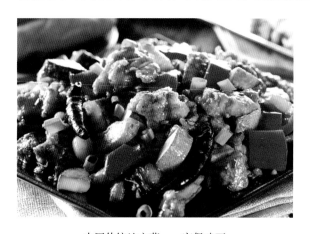

形态口味出现，焕发出不一样的光彩。伴随烹饪方法与口味的分化，诞生了多种菜系，这些独具特色的菜系除丰富食物种类花样之外，又承载着不同地域的历史与文化。再次，人们还常常发动智慧为食物赋予新颖浪漫的名称，使其拥有超越味觉的深刻内涵。如"年年有余""早生贵

中国传统地方菜——宫保鸡丁

子"这样的名词通过谐音为食物赋予了美好的象征意义，寄托了人们对幸福生活的期望。

人类依托食物生存，不同的食物承载并传递特定的人类文明；食物因人类活动得到种类的丰富与内涵的升华，其意义超越了食材本身，上升到文化与文明的高度。随着时代的进步、文明的演变，人类与食物之间的关系也在不断变化。从最开始以求生为目的的被动觅食，到现在追求营养搭配全面健康，经历了漫长的发展过程，人和食物之间的关系不再是简单的"吃与被吃"，而是变得更加复杂，更加需要文化背景与知识的支撑和理性的决策。当社会发展进入越来越快的更新迭代时期，有关食物的产业革新、技术创新、烹饪方法等层出不穷；许多与食物相关的社会问题也应运而生，如青少年体质下滑、食物浪费、食品安全危

机、粮食安全挑战，等等。这些问题给人类的生存和社会的发展带来了巨大挑战。

为了应对食物危机及其相关问题，处理好人与食物之间的关系，中国已经及时从国家政策层面作出了宏观反馈。《"健康中国2030"规划纲要》中提出了"全面普及膳食营养知识，发布适合不同人群特点的膳食指南，引导居民形成科学的膳食习惯，推进健康饮食文化建设"等工作任务；《国民营养计划（2017—2030）》明确提出，要坚持政府引导、科学发展、创新融合、共建共享的原则，立足现状、着眼长远，到2030年，实现营养法规标准体系更加健全，营养工作体系更加完善，在降低人群贫血率、5岁以下儿童生长迟缓率、控制学生超重肥胖率、提高居民营养健康知识普及率等具体指标方面，取得明显进步和改善等目标。作为人与食物系统中的一个组成部分，人的观念与行为变化影响着整个系统的变化。社会、科技飞速发展的今天，在温饱问题基本解决的基础上，如何有效引导民众形成

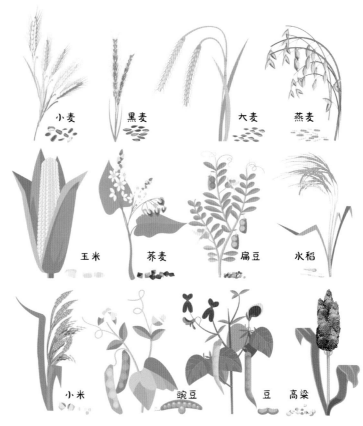

常见谷物与豆类作物矢量图

正确的饮食观念，处理好人与食物之间的关系，成为值得我们深入思考的问题。有关食物的教育（食育）应运而生。

一、食育的概念

"食育"一词，可追溯到日本石冢左玄的著作《食物养生法》（1896），经百年发展逐步从民间理念发展成为基本国策。2005年6月17日日本颁布了《食育基本法》，明确指出：食育的对象是儿童，食育的目的是培养国民有关"食"的思维方式，过健全的饮食生活，建立与"食"有关的消费者与生产者之间的信赖关系，构建地域社会的和谐，继承与发展丰富的饮食文化，推进与环境和谐共处的食品生产及消费，提高粮食自给率。[①]

2006年，中国农业大学李里特教授在国内发表了第一篇介绍日本食育概念的论文，提出"食育就是良好饮食习惯的培养教育"，强调由于现代人对生活方式、疾病、食品安全、食物生产与资源环境等问题日益关注，有必要在提倡"德育""智育""体育"的同时提倡"食育"。[②]2007年，方慧将"食育"定义为饮食行为教育，包括饮食观念教育、膳食营养知识教育以及饮食卫生安全教育等。[③]同年，陈冠如整理归纳前人的相关研究，提出"食育"的基本理念是让每个人通过轻松、欢快的教育，把科学、健康的饮食方式变成自己终生的饮食习惯。2013年，中国人民大学生吉萍教授提出"饮食教育"的概念，指出"将科学的营养知识和适合本国国情的先进文化，通过各种形式让国民养成良好的饮食习惯，并希望最终让大众愉快又简单地养成良好的饮食习惯，从而受益终身"。[④]借鉴日本的"食育"概念，一些国内学者认为，食育是指通过与饮食相关的活动和实践，普及营养知识和健康生活的理念，促使人们逐步形成健康、科学的饮食习惯，注重人与自然和谐的食物获取方式和消费方式。简单地说，食育就是良好饮食习惯的培养和教育。[⑤]

① 汤广全. 儿童食育迫在眉睫：缘起、内涵及特质[J]. 内蒙古师范大学学报（教育科学版），2016，29（6）：1–7.

② 李里特. "食育"是国民健康的大事[J]. 中国食物与营养，2006（3）：4–7.

③ 方慧. 关于加强与推进我国未成年人"食育"工作的一些思考[J]. 上海青年管理干部学院学报，2007（4）：40–42.

④ 生吉萍，刘丽媛. 国内外饮食教育发展状况分析[J]. 中国食物与营养，2013，19（6）：5–9.

⑤ 李里特. "食育"是国民健康的大事[J]. 中国食物与营养，2006（3）：4–7.

食育不仅仅是知识的传播，比如许多人都知道正确的营养知识，但因抵制不住偏食、饱食的诱惑，仍不能避开不良生活方式的危害。[①]食育不是枯燥的学习过程，而是通过对吃的实践，使每个人对科学的饮食习惯和健康的生活方式留下深刻的印象，在愉快的体验中逐渐养成良好的饮食习惯，并自觉地将其延续到日常生活中。食育应该是面向全民的教育和学习，有效的食育要从儿童和青少年抓起。[②]

食育，是以科学素养、道德伦理、人文思想、可持续发展意识为核心，以各类跨学科知识为载体的综合教育。食育的内涵体现在四个方面：第一，科学知识。以科学发展的逻辑为支撑，以营养标准等饮食相关的具体学科知识为载体。第二，道德伦理。以符合当今社会的价值观念为支撑，以具体的食物相关道德理念为载体，如负责任地从自然界中摄取食物，对食物制作人和提供者心存感恩等。第三，人文思想。以文化特别是中华优秀传统文化为支撑，以哲学、历史、社会学、人类学等人文社科多学科的知识体系为载体，确保对中国传统饮食文化以及当今社会饮食相关主流思想有一定了解。第四，可持续发展意识。以可持续发展观念为支撑，正确处理环境保护、食物与环境的关系。通过开展食育，力求促进民众在食物知识、饮食习惯等方面日趋理性，并且能在饮食的各个方面做出理智、切合文化理念的选择，为塑造有科学素养、有道德底线、有人文思想、有可持续意识、有智慧的健康国民奠定基础。

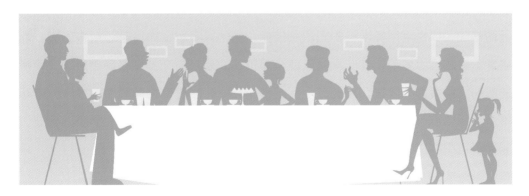

家庭餐桌浸润着食育理念

① 李里特. "食育"是国民健康的大事[J]. 中国食物与营养，2006（3）：4-7.
② 韩露. 我国幼儿食育的重要性及实践策略[J]. 汉字文化，2018（1）：122-123.

二、食育面临的挑战

饮食是人类生存和发展的需求，在中华民族五千年的历史长河中沉淀了深厚、辉煌的文化，而食育文化作为饮食文化中的一部分，也源远流长。如《礼记》记载反映中国传统教育中家庭食育模式的"子能食食，教以右手"，《黄帝内经·素问》阐述的食疗食补思想，孔子主张的"食不厌精，脍不厌细"，郑板桥的"白菜青盐粞子饭，瓦壶天水菊花茶"饮食理念等，都是对中国古代食育文化和思想的记录。虽然中国食育有着悠久的历史，但在当代开展食育研究和行动仍然面临诸多挑战。

首先，我国疆域辽阔，在膳食结构、饮食习惯、食物来源、食物消费情况与食物知识储备等方面，存在着极大差异。包括区域差异、城乡差异、民族差异、群体差异、年龄差异等。这些差异给食育研究和食育行动的开展提出了更高的要求。

其次，在食物消费系统中，民众是食物的消费者，其行为的产生与多个主体相关，包括食物生产者、供应商、食物产业链成员、教育系统等政府部门，还有来自家庭的影响等，这些主体相互作用、相互影响，形成了复杂的链生关系。

最后，食育的话题构成复杂，故而在食育研究中涵盖了大量不同领域，食育的知识与技能横跨理工科、社会科学、人文学科等，涉及食品工程学、营养学、农学、社会学、生物学、人类学、道德伦理学等，需要采用跨学科的思维模式和行动方法，综合运用各学科的知识和技能，由各界专家合作、制订解决方案。而食育本身的错综复杂，并非隶属于单个单位，而是与各个和食物、健康、教育相关的部门职责都有重叠，需要各个部门合作完成。同时，食育覆盖面极广，并非单个社会角色可以完全胜任，需要中央政府职能部门、地方政府、学校、企业、非营利组织与民众共同协作进行研发与实践，才能保证食育工作开展得科学、有效和可持续。

加入食育研究进展讨论群
入群指南见书封面勒口处
联合食育各界主体
谋划食育行动方案

第二章 中国传统饮食文化

"夫礼之初，始于饮食"，饮食是人类赖以生存的基础。饮食文化是指特定社会群体在食物原料开发利用、食品制作和饮食消费过程中的技术、科学、艺术，以及以饮食为基础形成的习俗、传统、思想和哲学，又即人们饮食生产和饮食生活的方式、过程、功能等结构组合而成的全部食事的总和。

中国饮食文化一枝独秀，曾博得"食在中国"的美誉。孙中山《民生主义建国方略》中有："中国近代文明进步，事事皆落人之后，唯饮食一道之进步，至今尚为文化各国所不及。中国所发现之食物，固大胜于欧美；中国烹调法之精良，又非欧美所可并驾。"饮食文化乃中国传统文化中最具特色的部分之一，其内涵十分丰富，包括饮食资源、烹调技术、食品制造、食物治疗、饮食民俗、饮食文艺等方面内容。中国饮食文化作为一种文化现象，主要包括：第一，物质层次，包括饮食结构和饮食器具。第二，行为层次，包括烹调技艺、器具制作工艺、食物保藏运输方法等。第三，精神层次，包括饮食观念、饮食习俗以及蕴含其中的人文心理、民族特征等文化内涵。

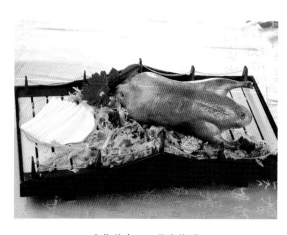

中华美食——北京烤鸭

一、中国饮食文化的历史

早在旧石器时代，人类尚不懂人工取火和烹制熟食。最早的中华饮食文化起源于燧人氏时期，通过钻木取火开始有了熟食，从而进入石烹时代。当时主要的烹调方法有四种：第一，炮，就是钻火使果肉炸开。第二，煲，是先把食物用泥巴包裹起来，然后烧。第三，用石臼盛入水和食物，然后用烧红的石子烫熟。第四，焙炒，是先把石片烧热，再把植物种子放在上面炒。到了神农氏时期，陶具的产生使人类第一次拥有了炊具和容器，为制作发酵食品提供了可能。黄帝时期，中华民族的饮食状况又有了改善，黄帝做灶，始为灶神。灶，因能集中火力、节省燃料，而使食物迅速制熟。到了春秋战国时期，中国原产的谷物与菜蔬基本就都有了，但各自的结构体系与现代不同，周秦时期的主要农作物是稷，也就是小米，又称谷子，长期占粮食的主导地位，为五谷之长，好的稷叫"粱之精品"又叫"黄粱"。周秦时期人们以谷物、蔬菜为主食，这是中国饮食文化的成形时期。

汉代进入了中国饮食文化的丰富时期，主要归功于汉代中西饮食文化的交流，从西域引进了石榴、芝麻、葡萄、胡桃、甜瓜、黄瓜、菠菜、茴香、芹菜、胡豆、扁豆、莴笋、大葱、大蒜，还出现了一些由外来烹调方法制作的食物，如炸油饼、胡饼（芝麻烧饼）等。淮南王刘安发明豆腐，不但使豆类的营养能被人体更好地消化吸收，且物美价廉，

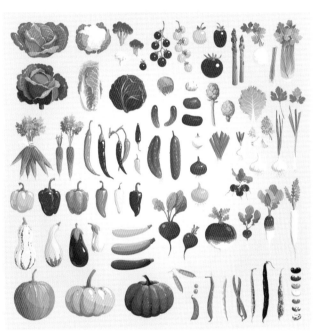

种类多样的蔬菜完善了中国人的食物结构

又可做出种类丰富的菜肴。东汉时期还发明了植物油。在此以前，烹饪都是用动物油，叫"脂膏"，带角的动物油叫"脂"，无角动物如犬的油叫"膏"；脂较硬，膏较稀软。植物油有杏仁油、柰油、麻油，但都很稀少，南北朝以后植物油的品种增加，价格也便宜了。

唐宋时期的中华饮食文化达到了高峰，统治阶级的饮食极度讲究，最具代表性的是烧尾宴。所谓

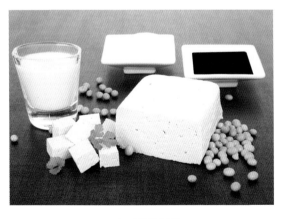

大豆及其制品

烧尾宴，专指为士子登科或官位升迁而举行的宴会，盛行于唐代，是中国欢庆宴的典型代表，足以与"满汉全席"相媲美。烧尾宴上美味陈列，佳肴重叠。其中有58款佳肴尚留存于世，并成为唐代最负盛名的"食单"之一。这58种菜品有主食，有羹汤，有山珍海味，还有家畜飞禽，其用料之考究、制作之精细，令人叹为观止。

明清时期的饮食文化达到又一高峰，不但继承和发展了唐宋食俗，而且融入满蒙的特点，使饮食结构产生了很大变化。这一时期，麻子退出主食行列改用榨油，豆料也由主食转变为副食，北方黄河流域地区小麦种植的比例大幅度增加，面食成为宋代以后北方的主食。明代发生了又一次大规模的作物引进潮，马铃薯、甘薯、蔬菜的种植达到较高水平，成为当时的主要菜肴。人工饲养的畜禽成为肉食的主要来源。满汉全席代表了清代饮食文化的最高水平。

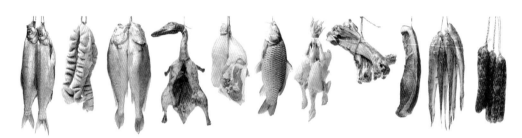

丰富的肉食来源

二、中国传统饮食文化的特点

（一）风味多样

中国幅员辽阔，地大物博，各地气候、物产、风俗习惯存在很大差异，长期以来，在饮食风味上形成了许多流派。清代形成鲁、川、粤、苏四大菜系（根据徐珂所辑《清稗类钞》中的排序，下同），后来，闽、浙、湘、徽等地方菜系又逐渐出名，于是形成了中国的"八大菜系"，即鲁菜、川菜、粤菜、苏菜、闽菜、浙菜、湘菜和徽菜。中华民族发明了炒（爆、熘）、烧（焖、煨、烩、卤）、煎（贴）、炸（烹）、煮（汆、炖、煲）、蒸、烤（腌、熏、风干）、凉拌、淋等烹饪方式，又向其他民族学习了扒、涮等方式，用来制作各种菜肴。另外，中国一直就有"南米北面"的说法，口味上有"南甜北咸东酸西辣"之分，可谓差异巨大。

（二）礼数周全

中国自古就是礼仪之邦，中华饮食文化十分讲究"礼"，这与我们的传统文化有很大关系。礼指一种秩序和规范。自周代，中国就有丰富而严格的餐桌礼仪，座席的方向、箸匙的排列、上菜的次序等，都体现着"礼"的规矩，贯穿在饮食活动全过程中。现代中国社会，餐桌礼仪虽然不像古代那样纷繁复杂，但是仍有很多礼数需要注意。比如，进餐的顺序：家里长辈必须先动筷，晚辈才可以开动；工作场合则是领导先动筷，这和西方注重女士优先完全不同。长辈应坐在宴席最中间的主席位置，其他人按辈分依次而坐，通常夫妻要坐在一起；筷子不可以插在米饭上，这是类似于祭祀的行为，不吉利；吃饭时不能咂嘴，喝汤、吃面条不能吸溜，要闭上嘴嚼；吃饭时一手拿筷子，另一手拿碗，不能把手放在桌子下面；不能用筷子或勺子敲打碗碟，这是乞丐的行为；因为共餐制不能一个人"吃独食"，对自己喜欢的菜肴狼吞虎咽是非常不礼貌的行为；等等。

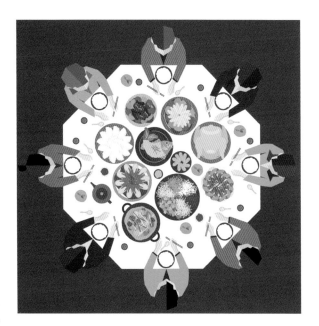

中国春节家宴

（三）讲究美感

中国的烹饪一向讲究"食不厌精，脍不厌细"，不仅技术精湛，而且讲究菜肴外观美感，注重食物色、香、味、形、器的协调。菜肴美感的体现是多方面的，例如，一根红萝卜或一个白菜心，都可以通过雕刻呈现出奇妙的造型，因而使菜肴的外观独树一帜，给人以精神审美和食欲满足高度统一的享受。

（四）注重情趣

中国烹饪很早就注重品味情趣，不仅对饭菜点心的色、香、味有严格的要求，而且对它们的命名的精辟、品味的方式、进餐的节奏、娱乐的穿插等都有一定要求。中国菜肴的名称可以说出神入化、雅俗共赏。菜肴既有根据主、辅、调料及烹调方法的写实来命名的，也有根据历史掌故、神话传说、名人食趣、

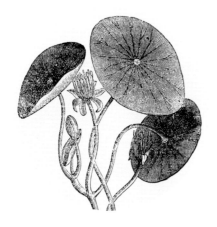

菜肴形象来命名的。例如"西湖莼菜汤"，据《晋书·张翰传》记载：张翰在洛阳做官，"秋风起，乃思吴中菰菜、莼羹、鲈鱼脍"，又曰："人生贵适志，何能羁宦数千里，以要名爵乎？遂命驾而归。"后人称思乡之情为"莼鲈之思"，可见莼菜之迷人。莼菜与鸡丝、火腿同烹，碧翠鲜醇，清冽爽口。乾隆游江南，必尝莼菜汤，有"花满苏堤柳满烟，采莼时值艳阳天"之诵。

莼菜

（五）食医结合

中国的烹饪技术与中医的医疗保健有着密切的联系，几千年前就有"医食同源"和"药膳同功"的说法，利用食物原料的药用价值，做成各种美味佳肴，既饱口福又能达到对某些疾病防治的目的。在中国传统饮食文化中，"五味（酸

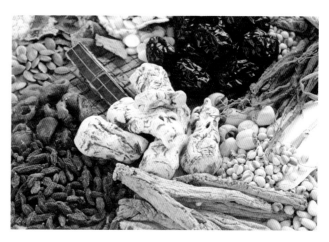

中草药中常见的食物原料

甜苦辣咸，分别对应肝胆脾肺肾）、五谷（稻黍稷麦菽。稻指稻米、糙米；黍指黄米；稷指小米；麦指大麦、小麦等麦类；菽指一般的豆类）、五药（茯苓、朱砂、雄黄、人参、赤箭）养其病"；疡医则主张"以酸养骨，以辛养筋，以咸养脉，以苦养气，以甘养肉，以滑养窍"等。魏晋南北朝时期便有了关于"食疗"的专著，如晋代葛洪的《肘后备急方》、北魏崔洁的《食经》、梁代刘休的《食方》、唐代孙思邈的《备急千金要方》等。忽思慧所编著的《饮膳正要》是我国最早的营养学专著，收载食物203种，书中除了谈到对疾病的治疗，还首次从营养学的角度出发，强调正常人应加强饮食、营养的摄取，以预防疾病。

三、中国饮食文化的内涵与影响

中国饮食文化的历史源远流长，博大精深，历经数千年的发展，已经成为中国传统文化的一个重要组成部分。在长期发展、演变和积累的过程中，中国饮食文化不仅对中国传统思想以及国民性格的养成有着深刻的影响，而且推动了世界饮食历史的进程。

（一）内涵

中国饮食文化体现了中华民族的性格特征和审美情趣。

饮食观念是人们在食物的制作和食用的过程中所形成的看法，深受自然科学、社会科学，尤其是哲学的影响。东西方哲学思想的差异，导致中国人的文化精神和思维方式都有别于其他国家。

在世界各地，人们都将中国的餐饮业称为"中餐"，其突出特点是以大米和面食为主食，菜品讲

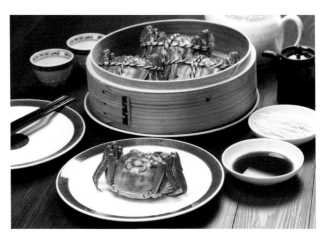

秋冬美味——上海大闸蟹

究"色、香、味"俱全。确切地说，中国的饮食文化具有极高的审美情趣，与西方人注重食物营养的摄取相比，中国食物的赏心悦目对饮食者来说更为重要。这种"赏心悦目"的感性饮食习惯，要求食物能够通过味觉和视觉引起饮食者的食欲。除此之外，中国人饮食时还注重情调，也就是就餐的氛围。在一个好的环境中用餐不但能促进食欲，更能陶冶情操。长此以往，养成了中国人高雅的气质和温文尔雅的性格。

中国的烹饪方法在食物制作方面讲究刀工和火候。《老子》中有"治大国如烹小鲜"，虽然是借助饮食解释高深的治国哲学，但反过来可以看出，世间万事万物道理都是相通的，小到制作餐饮，大到治国之策，如出一辙。由此可知，中国的饮食文化精神渗透于中华民族的每个细胞之中，注重天人合一，强调整体统一。这种观念是中华民族性格的充分体现。

1. 素食文化中的"以和为贵"

"素食"一词最早见于《诗经·伐檀》的"彼君子兮，不素食兮"。《诗经》中的农事诗篇不仅记载了周人注重农事的精神，而且将天人合一的理念寓于农事中，深刻地体现出当时人们已经形成了"以和为贵"的性格特征。今天，随着社会的不断发展，人类文明的不断进步，素食文化在中国文明发展进程中依然发挥着重要的作用。

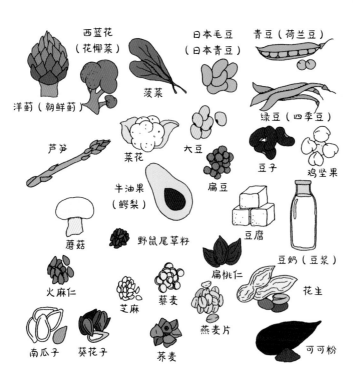

丰富多样的素食

人们最初的食素生活习惯是迫于当时

客观环境条件所形成的。面对地广人稀、可耕地面积相对较少的自然条件，古代社会只能积极倡导人民种植五谷以为快速增长的人口提供得以存活的主食。随着中华农业文明的发展与演进，人类在素食方面由被动转向主动，从对过去作为食物的动物产生怜悯之情，进而开始保护动物。尤其是知识阶层更加强调食素的益处，他们懂得人与自然和谐相处是人类得以快乐而健康生活的首要基础。久而久之，这种"天人合一"的中国传统文化理念深植人心，形成了中国人民"以和为贵""与人为善"的性格特质。中国是举世公认的礼仪之邦，体现在人们日常生活的举手投足之间，与精神理念达到了高度的统一。"天人合一"是中华各族人民几千年来在生产与生活实践经验的基础上，总结、概括出来的思想理念精华。体现在人们的性格当中，具体就是与人为善、与万物求和谐、保持"中庸"之道的性情。当今，世界各国人民都有崇尚素食生活的意愿，提倡融入大自然，远离喧嚣的城市，去空旷的原野充分呼吸新鲜空气，以调节现代城市高压工作与生活下的疲惫身心，希冀享受生命赋予人本身的生活意义与价值。

2．茶文化中的"和谐宁静"

"饮食"一词起初是分开使用的，"饮"作为动词，可理解为"喝"，《孟子·告子上》中有"冬日则饮汤，夏日则饮水"；后引申为"饮料"，即喝的东西，贾思勰《齐民要术·煮溟》中有"折米白煮，取汁为白饮"。如果说前者是对人民日常所吃主食的介绍，后者则是对饮料的表述。在饮料方面，最具中国特色的要数茶。

中国是茶叶的故乡，是世界上最早发现茶树并利用茶叶和栽培茶树的国家。茶发乎神州，闻于鲁周公，兴于唐代，盛在宋代，如今已有四五千年的历史。茶文化以儒、释、道三家为主体，构成具有中国传统特色的文化之一。茶叶的总体基调高雅而深沉、博大而精深。首先表现在务必于其中求和谐、求宁静。如果用比喻的方式将中、西方人的性格进行比较，则西方人的性格像酒，热烈、奔放、好动，易激动，甚至好走极端，遇到矛盾往往针锋相对甚至水火不容；中国人的性格则像茶，总能清醒理智地看待世间的万事万物，强调和睦、友好、理解与秩序，讲究中庸，遇事沉稳，遇到矛盾不好斗，而是主张"大事化小，小事化了"，谋求折中、妥善地解决问题。"君子之交淡如水"正如一杯清茶，将人与人之间的关系与感情表述得透彻而明朗。儒家将"中庸之道"引入茶文化，主张在饮茶过程中沟通思想、创造和谐气氛、增进彼此友谊，通过饮茶达到自省，从而既能严格要求自己又能宽容对待他人。古代文人儒士是茶文化的倡导者，他们借茶修身养性、磨砺匡世治国之志，既知足常乐，又以天下为己任，茶文化在他们当中得到了很好的体现。

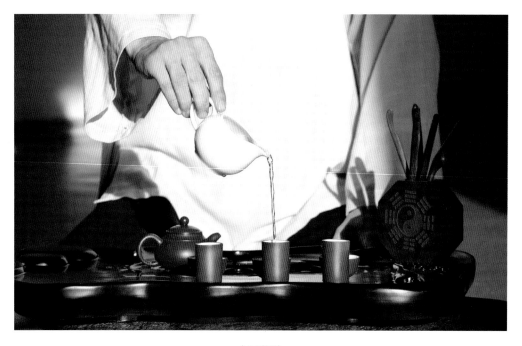

中国茶道

中华民族善于从极普通的饮食生活中咀嚼人生的美好与意义。中国人讲吃，不仅仅是一日三餐，解渴充饥，往往还蕴含着中国人认识事物、理解事物的哲理。中国人借吃这种形式，表达出一种丰富的文化心理内涵。吃的文化已经超越了"吃"本身，获得了更为深刻的社会意义。

（二）对世界的影响与贡献

在中国食物的漫长历史变迁中，中华民族创造了光辉灿烂的饮食文化，对人类文明作出了极其重要的贡献。孙中山先生在《建国方略》中不仅高度评价了我国的饮食文化，而且说："中国不独食品发明之多，烹调方法之美，为各国所不及。而中国人之饮食习尚暗合乎科学卫生，尤为各国一般人所望尘不及也。"可以看出，中华饮食文化一直走在世界先列。

早在秦汉时期，中国就开始了饮食文化的对外传播。据《史记》《汉书》等记载，西汉张骞出使西域时，就通过丝绸之路同中亚各国开展了经济和文化的交流活动。张骞等人除了从西域引进了胡瓜、胡桃、胡荽、胡麻、胡萝卜、石榴等作物，也把中国原产的桃、李、杏、梨、姜、茶叶等作物及相关饮食文化传到了西域。今天在原西域地区的汉墓出土文物中，就有来自中原的木制筷子。

此外，中国传统饮食文化对朝鲜的影响很大，这种情况大概始于秦代。据《汉书》等记载，秦代"燕、齐、赵民避地朝鲜数万口"。这么多的中国居民来到朝鲜，自然会把中国的饮食文化带到朝鲜。汉代中国人卫满曾在朝鲜称王，当时中国的饮食文化对朝鲜影响最深。朝鲜人习惯用筷子吃饭，他们使用的食物原料以及在饭菜的搭配上，都明显带有古代中国特色，甚至在烹饪理论上，朝鲜也讲究中国的"五味""五色"等。

受中国饮食文化影响最大的国家是日本。公元8世纪中叶，唐代高僧鉴真东渡日本，带去了大量的中国食品，如干薄饼、干蒸饼、胡饼等糕点，以及制造这些糕点的工具和技术。日本人称这些中国点心为果子，并依样仿造。当时在日本市场上能够买到的唐果子就有20多种。鉴真东渡也把中国的饮食文化带到了日本，日本人吃饭使用筷子就是受了中国的影响。唐代来中国的日本留学生几乎把中国的全套岁时食俗带回了本国，如元旦饮屠苏酒，正月初七吃七种菜，三月上巳摆曲水宴，五月初五饮菖蒲酒，九月初九饮菊花酒，等等。其中，端午节的粽子在引入日本后，日本人根据自己的饮食习惯做了一些改进，并发展出若干品种，如道喜粽、饴粽、葛粽、朝比奈粽，等等。唐代，日

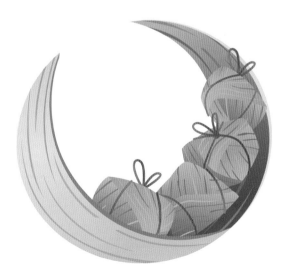

中国端午节粽子

本还从中国引入了面条、馒头、饺子、馄饨和制酱法，等等。

中国饮食文化对缅甸、老挝、柬埔寨等国的影响也很大，其中以缅甸较为突出。公元14世纪初，元代军队深入缅甸，驻防达20年之久。同时，许多中国商人也旅居缅甸，给当地人的饮食生活带去很大变革。由于这些中国商人多数来自福建，所以缅语中与饮食文化相关的名词，不少是用福建方言拼写的，像筷子、豆腐、荔枝、油炸桧，等等。

时至今日，中国饮食早已流传到大洋彼岸，受到世界各地人民的喜爱，凡是有中国人甚至没有中国人的地方，都有中餐馆。中华美食正承载着中国人"以和为贵，五味调和"的传统思想，进入不同国家人民的心中。

信息时代的今天，科技快速发展，不同国家和地区间的文化交流愈发频繁，各国美食不断涌入人们的视线，各种新式菜、创意菜也被不断创造出来，然而中华美食的热度不减，其精华不断被人们传承和发扬。

2012年《舌尖上的中国》播出，在全国上下乃至海外都引起了极大的关注和热议，这证明，中国饮食文化的魅力正在被时代所认可。作为中国人，我们更应该积极了解自身传统的饮食文化，取其精华，去其糟粕，不断探索创新以丰富其内涵；自觉树立"饮食素养"观念，提升个人饮食素养。在充分了解传统饮食文化的基础上，提高人们对中华饮食文化的兴趣，在世界范围内让中国饮食文化获得广泛认可，当好中国饮食文化的传承人和宣传者，让中国饮食文化迎来更加光辉灿烂的明天！

第三章 食育在中国的实践

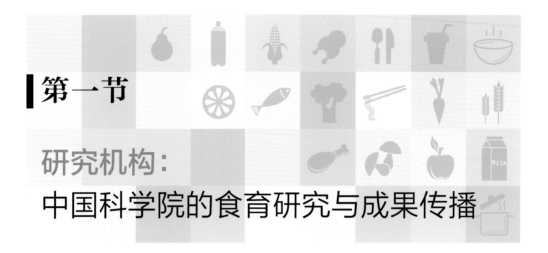

第一节

研究机构：
中国科学院的食育研究与成果传播

一、背景分析

食物浪费现象已经引发了全球各界的广泛关注。据联合国粮农组织（FAO）测算，全球每年约1/3的食物（约13亿吨）在生产与消费过程中被浪费或损耗。据统计，欧盟每年人均食物浪费量达17.9千克，总量达9000万吨。随着社会经济发展和城市化进程的加快，我国居民外出就餐频率增大，食物浪费现象日趋普遍和严重。中国科学院地理科学与资源研究所成升魁研究团队2015年通过对北京、上海、成都、拉萨4个城市366家餐馆实地调研发现，虽然"八项规定"等政策基本遏制了公款消费中的食物浪费，但异军突起的大众消费中的食物浪费依然盛行。据保守推算，2015年我国城市餐饮业消费者在餐桌上造成的食物（熟食）浪费为1700万～1800万吨。

比上述城市餐饮食物浪费更令人担忧的是城市中小学校园的食物浪费，这背后呈现出另一番令人担忧的场景：孩子们热衷各种垃圾食品，食品安全、营养健康问题不容小觑。2014年3月北京市政协发布的《关于本市中小学生体质健康状况的调研报告》显示：2009—2013年，肥胖检出率在持续增长；2009—2010学年到2012—2013学年，本市中小学生的肥胖率从20.3%增加到了

21.46%，中小学生中有两成学生都是"小胖墩"，且中学生的肥胖率高于小学生，初中一年级学生的肥胖检出率比小学一年级多了11.79个百分点；2011—2012年，北京市中小学男、女生肥胖率分别达26.2%和15.2%；与生活方式相关的慢性病，如糖尿病、血脂异常和代谢综合征等已在中小学生中蔓延，并呈上升趋势；钙、维生素A、维生素D等微量营养元素缺乏普遍存在。毫无疑问，这些健康问题的出现与学生饮食密切相关。

传统饮食习惯的培养在当代遇到诸多问题与挑战。中华民族饮食文化博大精深、源远流长。传统农业社会中，每个人饮食习惯的养成源自家庭，源自母亲的饭菜，这几乎成为每个人终生偏好的饮食口味和记忆，成为影响我们一生饮食习惯的餐饮内容。摄取食物似乎成为无须刻意学习的事情。然而，随着我国社会经济的飞速发展，我们迅速地穿越饥饿时代、温饱时代，快步跨入饱食时代，过去饥饿时代和温饱时代形成的饮食经验和习惯，已经无法在物质极大丰富的当下延续。尤其对于这些成长环境得天独厚的身为独生子女的中小学生，由于缺乏正确的饮食知识，在越来越多的新型食品的诱惑下，正在形成不良的饮食习惯，这一切严重影响着孩子们的身心健康。

中小学阶段是人生观和价值观形成的关键时期，关系国家的未来。中小学是孩子身体发育和品德形成的重要时期，也是饮食习惯和消费观念以及人生观塑造的关键阶段。但长期以来我国中小学校教育以分数为导向，将升学率作为唯一考核指标，这导致了学校教育严重偏智而轻德、轻体。正确的食育尚未引起重视。目前，中小学不同学科的课程标准中零散出现了一些与培养饮食习惯等相关的课程内容。教科书中虽然有相关内容供学生学习，但是这些碎片化、单一化的知识并不足以让中小学生形成正确的食物观念，很难有效影响他（她）们的饮食行为。

幼儿园、中小学孩子是食物消费者，是食物浪费行为的产生者，这个行为的产生与多个主体相关，包括餐饮供应商（营养餐企业或食堂）、食堂管理者、教育主管部门、学校、教师，还有来自家庭的影响等，这些主体相互作用、相互影响，形成了复杂的链生关系；同时，还存在不同年龄段、不同地区、城区与乡镇等的食物消费差异性问题。食育研究虽然与餐饮业、家庭等食物浪费研究有一定的共性，但却具有独特的科学问题与影响因素以及链条状的复杂形成机制。此外，由于我国国情不同，对幼儿园、中小学的食育内容、重点、层次也应有所区别，以上均须开展系统性的深入研究。

二、研究工作

第一，开展持续的食物浪费问题研究。2013年1月，中国科学院地理科学与资源研究所成升魁研究员牵头的国家自然科学基金委项目"城市餐饮业食物浪费的资源环境效应及可持续消费模式实证研究"正式启动。2013年和2015年项目组织实施了2次大规模调研，历时共百余天，先后共有223名志愿者参与，项目组成员参与70余人次，在北京、上海、成都、拉萨调研餐馆366家，完成餐馆经理和厨师访谈750余人次，完成消费者调查问卷7482份，称量菜品3.2万余道，累计称重10万余次。同时，项目组围绕调研中的特殊群体和突出问题，针对家庭、中小学食堂、餐厨垃圾就地处理、餐厨垃圾分类等先后组织开展了4次典型调研，累计调研20天，参加调研人员24人次，访谈1200余人次。

依托大规模实地调研，项目组对城市餐饮食物浪费的资源环境效应及其可持续消费模式进行了系统研究，在食物浪费的理论界定、餐饮食物浪费的定量核算、食物浪费的资源环境效应、餐饮食物浪费的消费者行为特征、餐饮可持续发展策略等方面取得了系列进展。2013年6月，成升魁研究团队关于食物浪费的研究进展被《自然》杂志以通讯形式报道，并链接到基金委网站；2016年研究团队提交的咨询报告引起了中央领导的高度重视，并批示至相关部门。

第二，开启幼儿园、中小学食育相关研究。2018年5月，中国科学院地理科学与资源研究所研究团队提交《人民日报内参》"中科院专家认为开展中小学食育迫在眉睫"，6月初获得国家领导人批示；7月研究团队提交咨询报告"学习国外先进经验，尽快在我国开展中小学食育工作"，被中共中央办公厅采纳，随后获得国家领导人批示。

2018年7月，中国科学院重点部署"新时期国民营养与粮食安全的关键问题研究"，设立专题开展食育研究。由中国科学院地理科学与资源研究所刘晓洁副研究员与上海生命科学院营养健康所宗耕研究员牵头，联合教育部、农业农村部、国家卫健委、生态环境部等部委的研究机构及国内知名大学，共同开展我国从学龄前到中小学阶段孩子营养状况评估、食育体系及发展路径研究，为我国科学有序地推进食育工作奠定了基础。

2019年1月，中国科学院地理科学与资源研究所刘晓洁副研究员牵头，联合中国教育科学院黄琼副研究员共同承担的国家自然科学基金委项目"中小学校园食物浪费的形成机制及食育优化策略研究"正式启动。该项目通过理论与实证研究相结合，基于社会学、经济学等理论与方法，深入剖析中小学校园食物浪费的主要影响因素、关联主体及其复杂的链生关系；通过不同的情境设置，开展随机食育干预实验，提出适合我国中小学校园体系的食育框架和优化策略。

三、组织不同类型的活动

（一）"减少食物浪费，我们在行动"校园活动

2016年9月，中国科学院地理科学与资源研究所、联合国环境署、中华环保联合会、瑞典环境科学研究院（IVC）驻华代表处联合开展"减少食物浪费，我们在行动"校园活动，北京师范大学第二附属中学国际部成为首选试点单位。本次活动旨在呼吁中学生关注食物浪费问题，从自身做起，为食物浪费减量化行动作出自己的贡献。中国科学院地理科学与资源研究所刘晓洁副研究员、瑞典环境科学院驻华代表处高思主任、施羿分别作为辅导教师指导同学们开展研究活动。

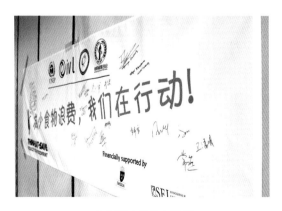

本次活动的签字海报

不同年级的同学们踊跃报名参加本次活动，分别围绕校园食物浪费量及原因，校园餐厨垃圾的产生量与流向、零食、正餐与食物浪费的关系，不

同种类的餐盘对食物浪费的影响等不同主题展开研究。随后，同学们在校园内继续开展系列调研活动，并完成"减少食物浪费，我们在行动"研学报告。

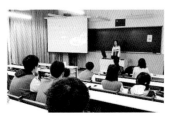

小组汇报

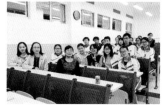

合影留念

2016年11月26日，经过筛选形成的研学小组带着自己的研究成果，参加了在北京举行的国际研讨会，与来自各国的专家、学者交流，分享研究成果，受到与会专家的一致好评。经过这次活动，同学们对身边习以为常的食物浪费现象及背后的影响因素有了新的认识和理解。

（二）举办青少年竞赛活动

2017年1月18日，由中国科学院地理科学与资源研究所、联合国环境署、联合国粮食及农业组织、瑞典环境科学研究院、中华环保联合会和北京民间组织国际交流协会联合主办，瑞典环境科学研究院中国部和上海绿色光年环保服务中心承办，科技部和欧盟"Refresh"

孩子们制作的海报

项目提供技术支持的"可持续发展与我们的食物"——中国青少年减少食物浪费创意暨挑战赛正式启动。

本次竞赛活动旨在为中国广大青年学子提供一次发挥自己创意和才智、畅想并设计解决食物浪费相关联问题并近距离学习可持续发展观的机会，创造一个互相学习和交流减少食物浪费经验的平台；鼓励广大青少年通过本次活动了解更多减少食物浪费的可持续消费理念，为减少食物浪费、提高食物废物利用效率出谋划策。

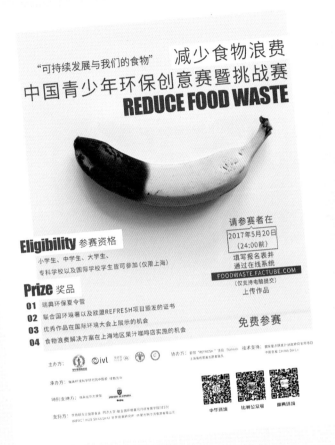

海报

本次竞赛活动分为"创意赛"和"挑战赛"两大类：一是全国创意赛，面向全国各省市、直辖市及自治区的高、中、小学校、职业技术学校、国际学校的在校学生及留学生，征集有关减少食物浪费或厨余垃圾处理的创意、方法、建议；二是区域挑战赛，面向上海的大学生和中学生（含职高、中专和国际学校在校生及留学生）征集特定挑战项目的解决方案。竞赛征募期5个月，邀请了国际和国内的20位专家作专业评委，分别对参赛作品进行点评与

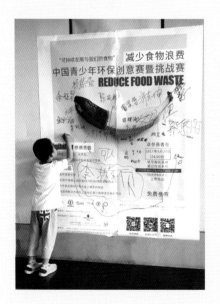

活动签字

打分，最终从1200份作品中评选出10组中学组优胜奖，以及10组小学组优胜奖。同时，项目组与上海市和呼和浩特市等地教委和当地非政府组织合作，上海市还引入了大学生参赛，专门设立奖项在瑞典大使馆举办中学组颁奖仪式，在鄂尔多斯市举行小学组颁奖仪式。

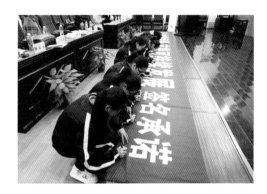

孩子们签字

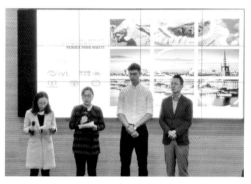

活动现场

（三）搭建多方主体参与的交流平台

2016年11月26日，中国科学院地理科学与资源研究所隆重召开"减少食物浪费——可持续食物供应链与消费端多方合作平台国际研讨会"。本次会议由联合国环境规划署、瑞典环境科学研究院（IVL）、中国科学院地理科学与资源研究所、中华环保联合会共同主办，瑞典斯德哥尔摩环境研究所、国家自然科学基金委、欧盟"Refresh"项目、联合国气候和环境工作组（UNTGCCE）联合资助支持。来自联合国、欧盟、泰国、印度、蒙古国、中国和台湾地区的政府机构、科研院所，联合国环境规划署、世界自然基金会、上海绿洲食物银行等非政府组织，北京电视台、人民网、《中国日报》、中国发展门户网站等20多家媒体，以及西贝餐饮集团、北京环卫集团、北京师范大学第二附属中学等各界代表共百余人出席本次会议。

中国科学院地理科学与资源研究所成升魁研

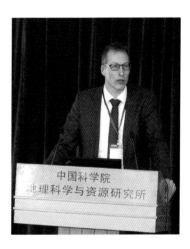

欧盟"地平线2020计划"支持项目"Refresh"负责人Toine Timmermans做大会主旨报告

究员、中华环保联合会副秘书长谢玉红、联合国环境署驻华代表处国家项目官员蒋南青博士、瑞典环境科学研究院北京代表处负责人高思女士共同发布了"关于推动全供应链减少食物浪费的倡议",四家主办单位共同呼吁各界关注食物浪费议题,落实联合国可持续发展目标的第12项目标,积极响应国家关于节约粮食及保障粮食安全的相关指示,建立"全供应链减少食物浪费多方合作网络平台",加强各利益相关方在政策推动、意识提升、能力建设、科研成果等领域的交流等。为进一步推进此项工作的落地,四家主办单位联合发布"减少食物浪费创意征集大赛"的预通知,面向中小学生征集适合中国国情的减少食物浪费好点子,希望将这些充满创意、具有可行性的想法广泛传播出去。

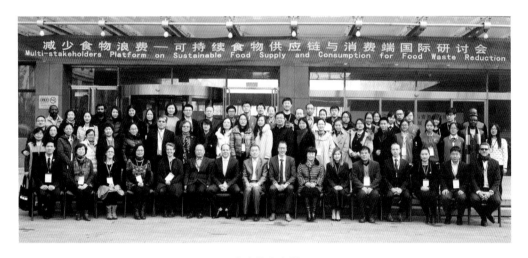

参会代表合影

本次会议研讨部分共分设3个专题。专题一,集中研讨在欧盟、亚洲地区、中国地区的食品加工、储存、运输和配送、消费过程中食物浪费现状与分析;专题二,重点讨论加强食物垃圾的回收及循环利用;专题三,关注推动多方参与和行动。国内外政府、研究机构、非政府组织和企业代表就上述议题展开报告。南丹麦大学教授刘刚博士、瑞典环境科学研究院固废处置部主任Stenmarck Asa女士等十多位代表先后发言,并就现场提问予以解答。本次会议的最大亮点是来自北京师范大学第二附属中学国际部的5位高中生代表在会上分享了"减少食物浪费,我们在行动"校园研究活动成果,同时参与调研的同学们也分享了在活动过程中的感受与心得,获得了在场来宾的高度赞许。

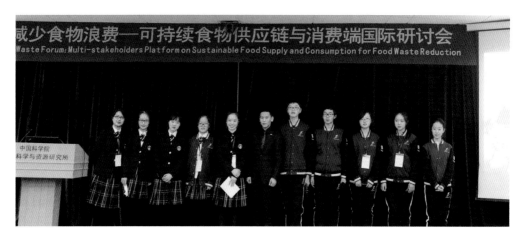

大会现场

本次会议也作为欧盟"地平线2020计划"支持项目"Refresh"在中国的启动会，是中国科学院地理科学与资源研究所成升魁研究员带领的中方研究团队与欧盟"Refresh"项目合作的崭新开始。未来中欧学者将依托"Refresh"项目，互相学习、增进交流、加强合作，为中欧减少食物浪费的政策制定提供科学支撑。

（四）纪念于若木先生诞辰100周年暨2019中国食育经验交流大会

2019年4月14日，由中国儿童中心、中国保健协会食物营养与安全专业委员会、中国科学院地理科学与资源研究所、国际自我保健基金会、首都保健营养美食学会共同主办，陈云纪念馆、中国老年保健协会膳食指导专业委员会、中国老年保健协会食物营养与安全工作委员会共同协办，首都保健营养美食学会"食育"推动计划项目组承办的"纪念于若木先生诞辰100周年暨2019中国食育经验交流大会"在北京山西大厦顺利召开。在国家推动健康事业发展的政策支持下，在于老"健康从娃娃抓起"理念的引导下，本次大会将国内食育实践组织及食育各方人士集合到一起，进行了一次大型食育经验交流，旨在共同探索学生食育，促进儿童健康发展，促进国民健康发展。

中国科学院地理科学与资源研究所刘晓洁副研究员在《食育：从概念到行动》的主题发言中，向大家介绍了中国科学院在食育领域开展的工作和思考，提出食育研究需要思考的3个关键问题：食育是什么？食育为什么？食育如何做？
发言特别指出：食育工作功在当代，利在千秋。未来需要多方主体共同参与和积极配合，包括政府部门、学校、非政府组织、企业、社区等；同时我们需要向日本、瑞典、美国、英国等学习其相关经验，以推动我国食育工作的有序开展。

来自日本的泽田女士在"快乐饮食，趣味教育"的主题发言中特别指出：孩子在餐桌上可以学到礼仪、营养知识，提高动手能力，构建和谐人际关系等。她还分享了自己组织和参加的食育实践活动，希望通过充满趣味的料理课堂，让更多人热爱食物。

来自台湾地区的林家岑老师分享了她是如何将孩子的健康发展跟厨房连接起来，如何和孩子建立有效对话，如何从厨房中学习到群体合作、解决问题的能力以及提升孩子的审美和时间管理能力，通过在厨房里的动手操作改变孩子的饮食习惯，把孩子不喜欢的食物变成喜欢吃的。林家岑老师是在厨房里进行食育教育的践行者。

来自杭州的食话创始人吴敏女士做了题为"以食启智，以食育人"的报告，分享了食话在杭州为推动食育发展所做的工作以及食话的发展路径，指出：食育需要从孩子的感官切入，通过味觉训练达到能力的提升。

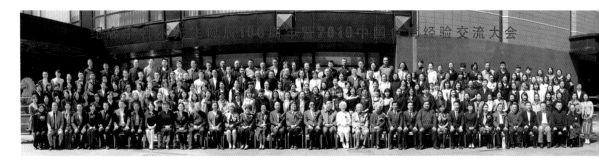

参会人员合影

四、活动亮点及特色

（一）理论与实践相结合

中国科学院地理科学与资源研究所食育团队（简称食育团队）既注重对国内

不同社会主体已开展食育实践的梳理和总结，从理论出发对我国的食育模式进行研究与探索；又坚持深入开展实地调研，定量与定性分析相结合，全面认识食育背后的科学问题。

（二）构建多部门—多学科合作网络

食育团队与国内多家单位开展紧密合作与交流，逐步构建并形成多部门—多学科—多地域的合作网络，为幼儿园、中小学的系统性、综合性研究奠定了良好的基础。合作单位主要包括：上海生命科学院、中国教育科学院、农业部食物与营养研究所、四川师范大学、南京财经大学等。该合作网络分别从资源学、营养学、教育学、农学、管理学等不同学科角度开展综合研究。

（三）注重科研成果的多途径传播

食育团队综合运用咨询报告、科普活动、创新大赛、搭建多方合作平台等多种方式，将食育相关科研成果转化成领导部门、公众可以理解的语言，深入浅出、通俗易懂地进行宣传和推广；并联合政府、学校、科研机构、民间组织、企业等不同社会主体，逐步建立起有效交流和合作的平台。

加入中国食育政策互动群
入群指南见书封面勒口处
互通最新政策信息
探讨食育发展方向

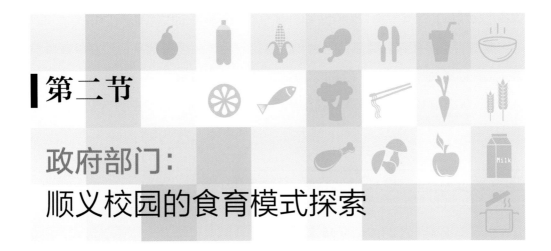

第二节

政府部门：
顺义校园的食育模式探索

一、背景分析

　　随着我国经济发展水平的不断提高，少年儿童的营养与健康状况有了很大改善，但仍然面临许多问题，多种形式的营养性疾病（低体重、生长迟缓或超重肥胖）和铁等微量元素、维生素A以及钙缺乏依然存在。北京顺义区2016—2017学年中小学体检数据显示，中小学生营养不良率为7.23%，超重率和肥胖率分别为14.03%和19.60%，远高于全国平均水平。由此，受国家卫生和计划生育委员会疾控局委托，在中国疾控中心营养与健康所"城市中小学生营养健康状况与干预政策研究"成果基础上，结合顺义区"国家慢性病综合防控示范区"创建及学生营养改善工作，顺义区疾控中心在牛栏山一中实验学校和东风小学开展"城市中小学生校园营养食育策略研究试点"项目（以下简称项目），旨在探索适合城市学校营养食育教育的有效模式。

二、工作目标

　　第一，建立以学校为主体、多部门合作、专业机构支撑、全社会参与的学生营养工作机制和体系，充分发挥全社会各方面作用，推动校园营养工作。

第二，搭建营养食育互动平台和信息化平台，利用微信平台和多种媒体资源，实现"动员一个学生，带动一个家庭，影响整个社会"。

第三，加强校园、家庭营养氛围建设，全面提高试点学校中小学生营养知识水平，实践均衡营养生活方式，提升学生身体素质，有效控制超重肥胖率。

三、顺义校园"2+2+3"食育模式的推进

（一）关注校园和家庭两大核心

项目以《中国居民膳食指南》（2016）等资料为依据，为试点学校食堂更新宣传展板、窗口贴、桌角贴等相关饮食宣传资料，营造适合学生营养食育教育的用餐氛围。试点学校食堂设立营养餐专供窗口，提供不同种类配餐，并且每天推出1～2道低盐、少油的菜品供学生们选择。开展炊管人员培训，讲解学生餐的特点与要求以及营养搭配等内容，提升其营养知识水平、健康烹饪理念和合理配餐技术。建立健康驿站，配置身高体重仪、电子血压计、BMI转盘、知识宣

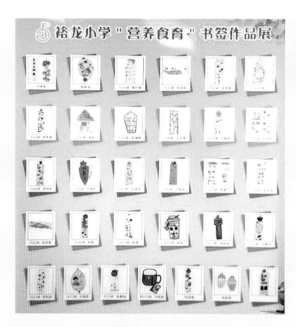

"营养食育"书签作品展

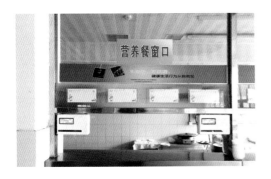

食堂营养餐专供窗口

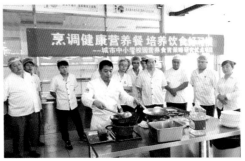

学校厨师培训

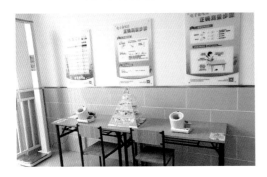

健康驿站

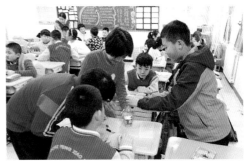

"健康饮水促健康"主题活动

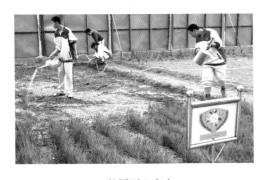

校园开心农庄

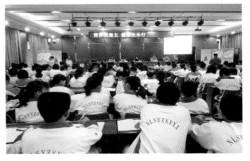

学生营养知识讲座

传展板，培养身高、体重自测习惯，方便学生自我管理体重。开展"科学减重""健康饮水促健康"等主题活动，强化学生健康饮食意识。开辟"试验田""一米菜园"，积极动员学生参与，体验食物从种植的"农田"到餐桌的全过程。

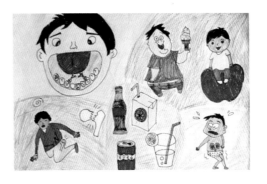

学生营养手抄报

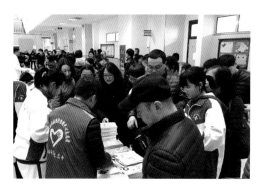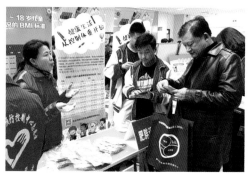

家长参加健康知识开放日活动

项目试点学校在抓好学校食育工作的同时，积极通过组织召开家长会、专家讲座、膳食指导等方式，为学生家长讲解健康知识，提高学生家长的营养健康知识水平，推动家庭食育。试点学校定期向家长发放营养知识宣传材料，解析不良饮食习惯对人体造成的危害以及如何预防肥胖；同时，利用微信平台推送营养资讯、体检结果等，建立微信膳食结构记录问卷模块，了解学生基础膳食摄入情况，给予学生正确的膳食指导。同时使家长能够以身作则，在家庭中有意愿做好合理膳食、均衡营养榜样，自觉营造家庭食育氛围。

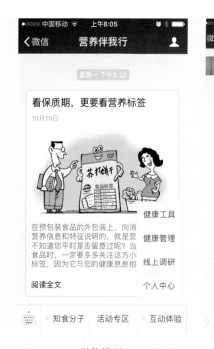

微信推送

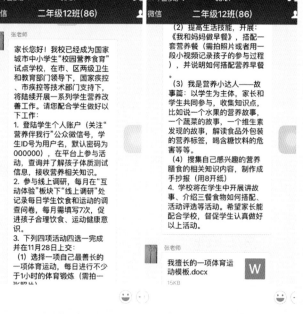

致家长的一封信

（二）搭建两个信息交流平台

为保证项目的高效推动，项目组建立了有效的信息交流机制，实现项目领导小组、管理组、实施组和试点学校的良好互动。各级专家、技术人员多次莅临试点学校听取报告、指导工作，拉近了项目组与试点学校的距离；顺义区教委及保健所积极配合项目实施，在执行过程中积极协调，协助项目组开展各项工作；试点学校主管领导重视，保证了项目的执行力，卫生课老师认真负责，家长和学生的参与度明显提高。

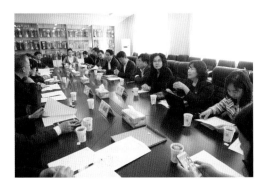
项目启动会

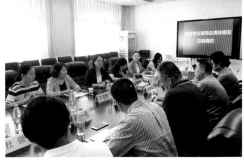
项目座谈会

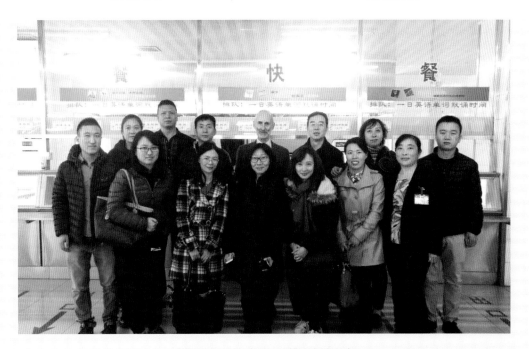
伦敦大学Michael Nelson博士莅临考察

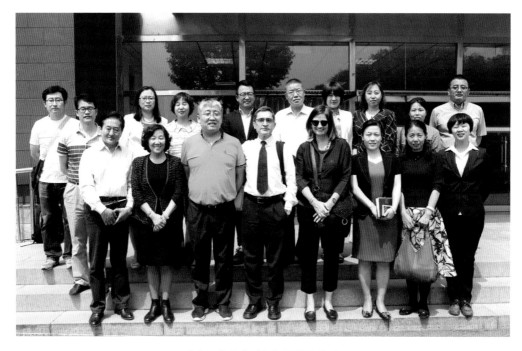

联合国儿基会总部领导莅临指导

项目试点学校动员学生、家长、教职工关注"营养伴我行"公众微信平台，除营养健康知识外，积极开展线上调研千余人次，收集学生每月一周的营养膳食、运动情况，进行相关数据分析，结合学生健康需求指导学校食堂实现营养配

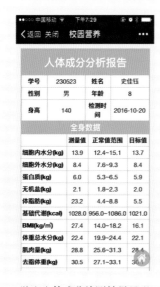

学生人体成分检测结果呈现

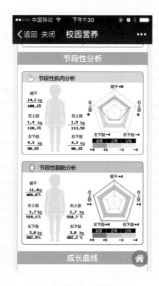

线上活动征集

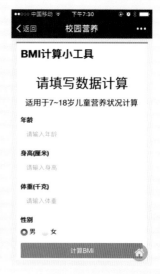

健康测评工具

餐。同时，面向公众开发了营养评测工具，学生可在线上自主开展营养与生长发育的相关评测。项目伊始还抛开每年学生的常规体检项目，首次收集到试点学校学生的体成分检测信息，并将检测信息形成分析报告于平台上呈现，方便广大学生及家长查阅。

（三）推进"会做一道菜、会讲一堂课、擅长一项体育运动"活动

项目试点学校在低年级学生中开展了"我和妈妈一起做早餐"作品征集活动，学生们全过程参与了食材的购买、洗、切、配料准备、烹制制作，上交了菜品或搭配的营养餐成品照片和制作过程视频，并为每件作品配制了菜品选用原料名称、原料重量、调味品使用和制作方法，以及对该菜品从减油控盐、促进健

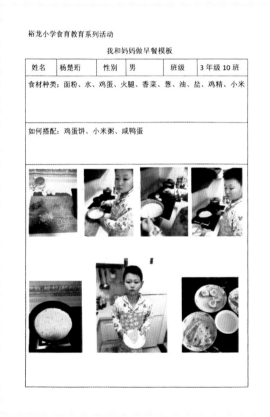

我和妈妈一起做早餐

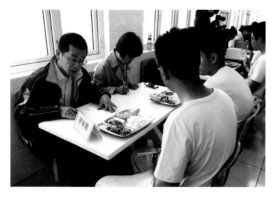

"合理搭配营养餐"大比拼活动

康、营养搭配、营养价值等方面的说明。顺义实践同时让学生体会食物带来的快乐，孩子们在家长的帮助下逐渐建立起对食物制作的兴趣和良好的生活饮食习惯。牛栏山一中实验学校举办的首届"合理搭配营养餐"大比拼活动，由各路专家评委依据《北京市中小学生健康膳食指引》中健康餐盘3:2:1的搭配原则，对学生搭配的食物进行认真的指导和点评，突破了传统的健康知识宣教方式，这增加了学生参与的积极性，使孩子们懂

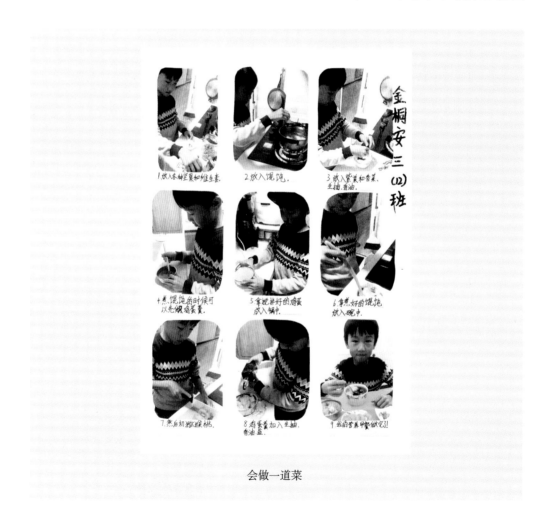

会做一道菜

得了合理膳食的重要性，了解了科学搭配食物的方法，提高了自身的健康素养。

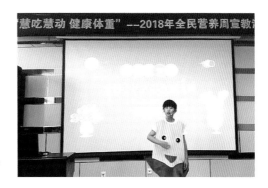

"营养小达人"演讲比赛

试点学校东风小学东校区开展了"营养小达人"演讲比赛。小选手们通过不同形式的小故事，讲述了自己在学习营养知识方面的心得体会。如从不喜欢苦瓜、胡萝卜、大蒜到欣然接受；通过亲身探索发现了含糖饮料的"甜蜜陷阱"，于是自发强烈推荐苹果、梨、萝卜等蔬菜的神奇作用。试点学校牛栏山一中实验学校举办食育项目创意小剧场活动，有来自16个班级的节目进行了评比。该活动让学

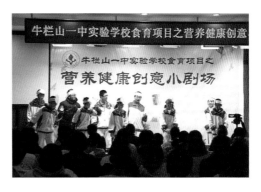

营养健康创意小剧场

"我是营养小达人"征文

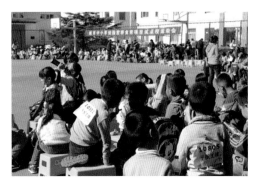

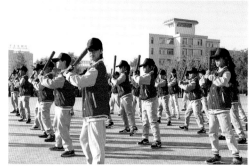

趣味运动赛

体育运动俱乐部

生作老师，以主人翁的形式培养学生们对于营养的兴趣，进而使更多的学生真正发生了饮食行为上的转变。

各试点学校结合"阳光1小时"行动，组建体育运动俱乐部（包括篮球俱乐部、排球俱乐部、足球俱乐部、羽毛球俱乐部、健美操俱乐部等），学生可以自由选择参加，各俱乐部每周分别开课一次，讲授该项体育运动相关的专业知识、技能等，引导学生身体力行地开展体育活动。顺义实践同时举办丰富的校级趣味运动赛，比赛项目有摸石头过河、仰卧起坐、亲子接力跑等，大大增加了学生参

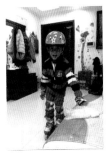

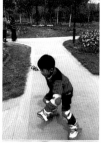

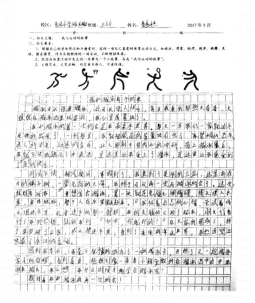

我擅长的一项体育运动

我与运动的故事征文

与的积极性，学生们在趣味运动赛中体验到运动的快乐，因而培养出对体育运动的兴趣。

四、活动成果

（一）顺义校园构建的"2+2+3"食育模式可推广

顺义食育实践在"部门联动、单位间互动、学生和家长主动参与、学校负总责"的项目指导原则下，开展了系列活动，总结出"2+2+3"顺义食育模式，营造校园和家庭两个营养食育氛围，即搭建营养食育互动和信息化两个平台，"会做一道菜或搭配一套营养餐、擅长一项体育活动、会讲一堂营养课"三项活动。实践证明，该模式充分利用了新媒体进行"互联网+食育"，关注对与孩子饮食相关的不同群体进行全方位食育的教育方式和方法，抓好家与校，真正做到了有效提高顺义中小学生身体素质和健康素养，预防和控制儿童营养性疾病。

（二）改善学生饮食情况

项目通过基线调查和评估调查结果分析发现，顺义食育实践在指导学生养成健康饮食习惯方面起到了一定作用，对促进学生健康的饮食行为有了不同程度的提高（早餐食用率增长了3.33%，每天喝奶量增加了40毫升，每天吃新鲜蔬菜水果种类数分别增加了1.2种和0.6种），对危害学生健康的饮食陋习也有了不同程度的改善（每天喝含糖饮料量减少0.03杯，每天吃零食的次数由基线的1.01次下降到0.41次，薯片、虾条等油炸膨化食品食用率下降了12.1%），但是每天早餐能食用谷薯类、新鲜蔬菜水果、鱼禽肉蛋类、奶类及大豆类四类食物中的三类及以上的学生比例，由基线的51.99%下降到47.94%。

（三）有效降低部分学生营养性疾病

项目组对试点学校2016—2017学年二至四年级和初中一、二年级学生进行了干预前后体质监测，结果除超重率上升0.28%外，肥胖率、超重肥胖率和营养不良率分别下降了0.83%、0.55%和6.61%。其中，中学组超重肥胖和营养不良情况都有不同程度的改善，超重率下降了0.57%，肥胖率由基线的17.60%下降到15.86%，超重肥胖率下降了2.31个百分点，营养不良率下降了0.49%；小学组营养不良率下降了2.84%，但是超重肥胖情况不容乐观，超重率、肥胖率和超重肥胖率干预后较基线分别上升了1.42%、0.39%和1.81%。

（四）通过食育对学生进行人文教育

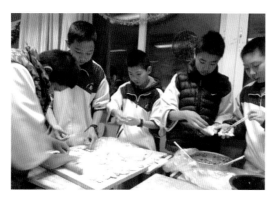

学生包饺子活动

项目实施过程中对试点学校的学生进行了感恩教育，通过"我和妈妈一起做早餐"、包饺子活动，让学生在生活实践中增长知识、提升烹调技能，同时学会关怀和感恩亲人，教孩子在动手操作的过程中用心学习制作美食的方法，真心体会制作食品的辛劳，感受平日里家长的辛苦付出，教会学生做生活的有心人。此外，顺义食育实践在试点学校的校园内开辟了种植园，让学生亲自播下种子、浇水施肥、摘取果实，参与农作物生长全过程，感受食物的来之不易，培养学生节约粮食的品德。

 加入中国食育政策互动群 互通最新政策信息
入群指南见书封面勒口处 探讨食育发展方向

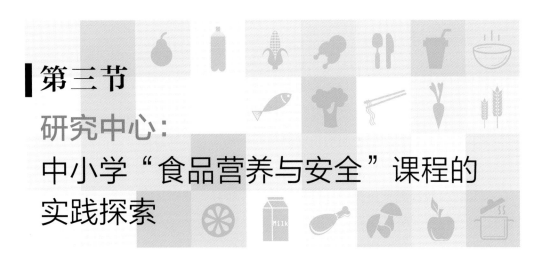

第三节

研究中心：
中小学"食品营养与安全"课程的
实践探索

一、背景分析

随着社会和经济的持续进步与发展，我国居民对食物的要求已经不满足于仅仅是"吃得饱"，而是更加注重"吃得好"。食物作为维系人类生命的必需品，主要取决于其自身的品质、营养以及人类的摄取方式。青少年是国家和民族的未来，青少年时期是人的身体发育和机能发展极为迅速的时期，安全、合理、均衡的膳食是青少年身体健康的基础；青少年时期同时又是饮食行为习惯强化的关键期，食品的营养与安全关系着青少年自身的健康与成长，从而影响全民健康和社会发展。为了全面提升中小学生在食品营养与安全的基本素质，北京农业质量标准与检测技术研究中心（以下简称中心）在北京市中关村二小、北京师范大学第四附属中学和北京大成学校，开设食品营养与安全系列课程，开展科学探索活动，营造"关注食品营养与安全、做营养健康小达人"的食育氛围，结合智育和德育，希望中小学生在对食物的学习与探索的过程中，对食物有更加科学、深入的认识，促进中小学生了解日常饮食知识，提高对食品营养与安全的认知度，养成科学的饮食习惯。

二、课程目标

第一，了解食物的来源，知道食物从农田到餐桌所经历的种植（养殖）、采收、加工与制作等的工艺生产，树立珍惜食物、减少浪费的理念。

第二，了解营养知识，知道合理膳食的重要性，了解食物中的营养素，合理选择零食，学会搭配食材，优化饮食结构。

第三，了解食品安全知识，知道如何选择新鲜、优质又安全的食物，科学判断身边的食品安全风险，远离健康危害。

第四，通过科学探究实验和小科学家团队项目，培养学生的动手能力、探索能力、团结协作能力以及科学思维能力，初步掌握科研实验的设计和成果展示的基本技能。

三、课程框架

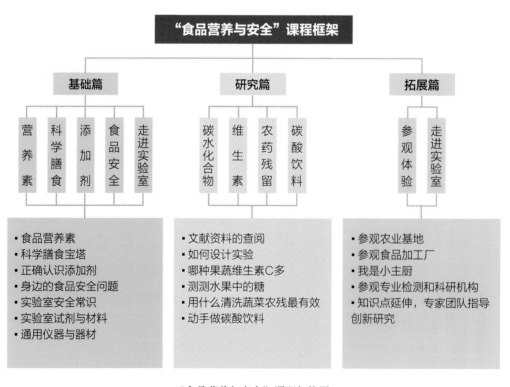

"食品营养与安全"课程架构图

四、课程案例

（一）食物中的营养素——维生素C

本课从学生熟悉的"平衡膳食宝塔图"和哥伦布航海的故事中，引出食物中的营养素——维生素C，使学生了解"食物的营养功能是通过其所含有效营养成分实现的，这些有效成分就叫营养素，营养素主要包括蛋白质、脂肪、碳水化合物（也称糖类）、维生素、矿物质（微量元素）、水和膳食纤维"。维生素C是一种水溶性维生素，来自水果和蔬菜，是一种很好的抗氧化剂。学生在了解维生素C的特点及功能等知识后，开展常见水果蔬菜维生素C含量测定实验，分别测定如番茄、橘子、猕猴桃、苹果、辣椒、葡萄等水果和蔬菜的浆液以及市售不同含维生素C饮料中的维生素C含量，通过动手操作得出结论：参加实验的六种水果和蔬菜中，猕猴桃和辣椒中的维生素C含量最高，且新鲜水果中的含量高于饮料。通过动手实验，学生们不仅亲自测定了维生素C的含量，对各种蔬菜水果所含维生素C有

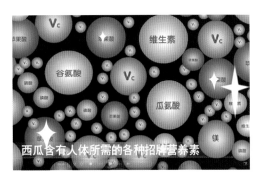

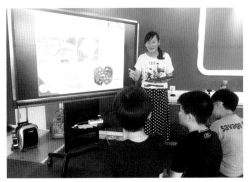

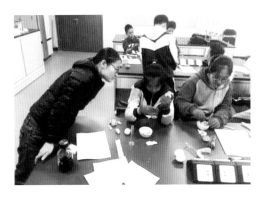

教师讲解食物中的营养素并开展探究实验测定水果中的维生素C

所了解，在设计对比实验的过程中，还培养学生严谨的科学实验思路。同时，引发了学生对"烹调蔬菜时如何减少对维生素C的损失"等生活实际问题的思考。

（二）食物中的营养素——碳水化合物

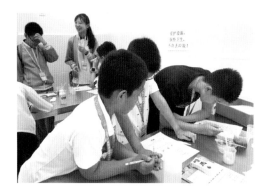

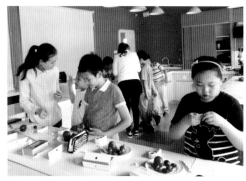

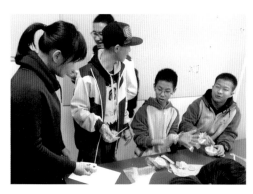

水果中的糖与糖度测定

碳水化合物一课通过讲解碳水化合物的重要性、来源、功能和如何合理摄入，让学生了解碳水化合物是一切生命体维持生命活动所必需的营养物质，它提供的能量占人体总热能的55%~65%，从而使学生明白吃主食的重要性。同时，碳水化合物虽然重要，却不宜过量摄入，因为过多的碳水化合物会转化成脂肪贮存于身体内，使人过于肥胖而导致各类疾病，如高血脂、糖尿病等。常吃甜食和糖果，容易造成龋齿，引起缺钙、肥胖、糖尿病等许多疾病；吃过量的甜食还会使视力下降。在课堂实验中，同学们通过测定常见水果的含糖度，研究不同水果含糖量的差异，使同学们认识到食物中含有隐形的糖。

（三）身边的食品安全问题——果蔬农残的去除

果蔬农残去除一课以调查问卷方式，让学生从校园和家庭收集自己身边的食品安全问题，并在课上师生共同讨论解决这些实际问题，让学生真实地了解农产品从产地到我们餐桌上所经过的道道检验关卡，产地准出、采后保鲜、市场准入等多个环节，使学生对身边的食品安全问题有科学的判断和清晰的认识。针对学生尤为关注的"如何正确选择和清洗果蔬类农产品"这一问题，指导学生使用快速检测方法开展了"哪种方法清洗农残效果好"的实验，对比用清水、盐水、碱水、淘米水或果蔬清洗剂清洗蔬菜后去除农残的效果。并建议学生和家长尽量到超市和正规的农贸市场购买农产品，质量管理部门

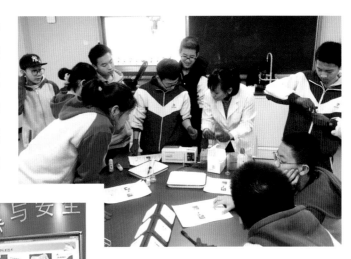

解密农残速测仪

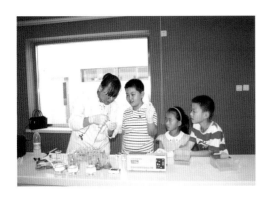

食品安全保卫战

对进场销售的商品有一定要求，因而有一定的质量保证。并发放食品安全科普读本，让学生在家庭、社区中传播食品安全的科学认知和消费理念。

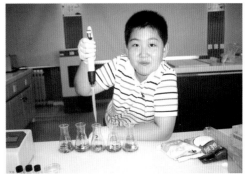

教师示范认真看

我来亲手测一测

（四）揭开食品添加剂的面纱——碳酸饮料的制作及其安全性

"碳酸饮料的制作及其安全性"是基于食品添加剂设计的，教师通过讲解和实验带领学生揭开食品添加剂的面纱，知识涉及食品添加剂的历史、食品添加剂的类型及功能、食品添加剂的安全性评估。课程利用各类商店销售的畅销零食和饮料作教具，教学生了解食品添加剂及其种类，并认识零食中都有哪些食品添加剂，进而

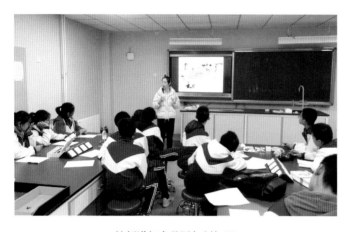

了解不同食品添加剂的作用，明确食品添加剂使用的必要性，以及使用不当会造成哪些危害，建立学生对食品添加剂的客观认识。在课程过程中，教师也展示了各类零食的配料表以及营养成分表，让学

教师讲解食品添加剂知识

生了解用于食品的营养添加剂的适当含量，指导学生正确选择零食。

课程还开展了"我来动手做饮料的体验活动"，利用常用的食品添加剂制作橙子味的饮料，让学生知道了橘子味的饮料里是可以没有

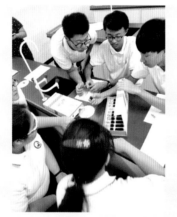
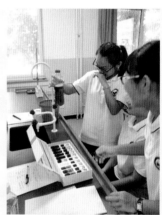

学生动手做饮料

橘子的。通过参与饮料的制作环节，学生们了解到市售碳酸饮品的成分主要是水、糖和各种食品添加剂。亲自动手制作碳酸饮料之后，学生们主动表示今后要减少或不再饮用碳酸饮料。

（五）食物的来源——食育基地参观体验

食育基地参观体验通过参观农产品生产基地和食品加工厂，让学生从一粒种子开始了解农产品从种植、收获到加工，最后成为可口的食品经历了怎样的过程，并引导学生树立珍惜食物、减少浪费和环保的理念。学生们从农事体验中亲身感受"粒粒皆辛苦"的深刻内涵。课程还设计了"我当小主厨"活动，动员学生走进自己家的厨房，跟父母一起做饭，把从课程中学到的食材选择、营养搭配

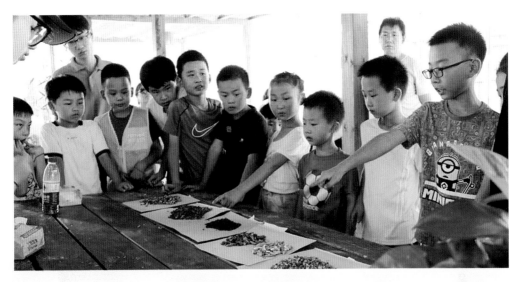

食材我来认

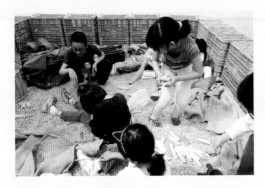

粒粒皆辛苦

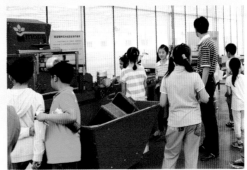

智能催芽室

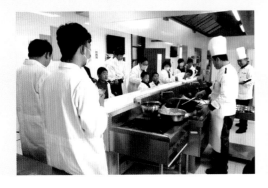

学做大主厨

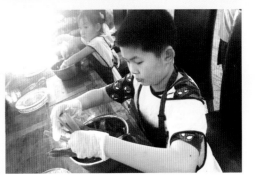

动手包粽子

和通过烹饪技巧减少食物营养素损失等知识应用到日常生活中，成为一名真正的营养健康小达人。

五、课程亮点及特色

第一，以动漫引入课堂。把食物中的营养素、植物的光合作用和食品安全检测技术及其原理，运用中小学生喜闻乐见的动漫形式展示出来，形象生动，形式活泼，使中小学生产生兴趣而易于接受且印象深刻。

第二，由探索体验式加强认知。以探究实验的方式，引导学生通过亲自动脑设计实验、动手操作实验的方式，得出实验结果和结论，并巩固知识点。以课题小组的形式，组织学生把自己的实验结果展示出来并展开讨论，提高了学生参与度，活跃了学生思维。

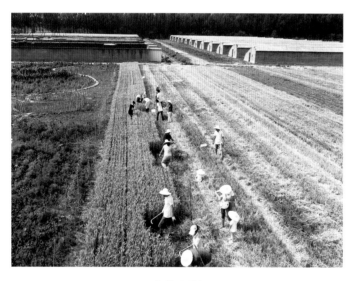

收获日当午

第三，将食育与德育和智育有机结合。以食育课程和社会食品热点为切入点，以食物为载体，将食物来源、营养及食物风险和合理健康膳食等知识贯穿课程始终。通过探索实验和体验活动，学生掌握了碳水化合物、蛋白质和维生素等营养物质的知识。同时，引导学生树立节约食物、杜绝浪费的观念和运用科学知识应对热点问题的社会责任感，培养了学生的独立观察、思考、提出、分析并解决问题的综合能力和创新性思维。

加入食育研究进展讨论群
入群指南见书封面勒口处
联合食育各界主体
谋划食育行动方案

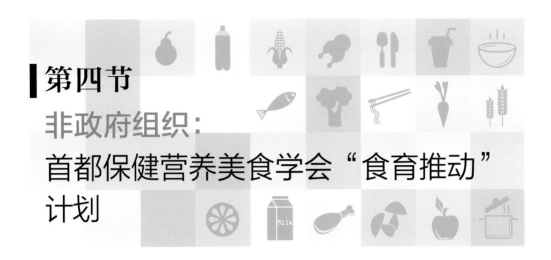

第四节
非政府组织：
首都保健营养美食学会"食育推动"
计划

一、背景分析

　　2012年，首都保健营养美食学会（以下简称学会）基于对农村儿童饮食现状的调查，发现大部分留守儿童吃饱的问题已经基本解决。但是由于没有正确的饮食观念，留守儿童的日常饮食往往只是简单地遵循隔代人的旧有饮食习惯，如吃腌制菜、主食占比较高、偏油偏咸、蔬菜水果摄入不足等，同时大量浪费学校发放的牛奶、鸡蛋等高蛋白食品，且热衷购买"五毛钱"零食。针对这类普遍存在的问题，学会启动了关注留守儿童健康的公益项目，每年为甘肃省两个乡镇开展为期一周的健康教育工作。2015年，学会又基于国民营养素养低、学校食育缺位、营养信息混乱、饮食礼仪逐渐消失、相关慢性病蔓延、食物浪费严重等问题，发起了"食育"推动计划公益项目。

二、活动设计理念

（一）引导学生终生健康地生活并形成健全丰富的人格

　　食育是贴近生活的基本教育，与德育、智育和体育一样具有重要的教育意义。"食育推动"计划所设置的课程，以引导学生终生健康地生活并形成健全丰富的人格为基本方向，通过对学生进行饮食观念、膳食营养知识、饮食卫生安全、食品安全、中华饮食文化、人与环境的和谐关系、对食物与自然心存感恩等一系列关于营养科学和人生观的教育，引导学生养成正确的饮食习惯，促进学生身心的健康发展，使学生能够终身受益。

（二）激发学生对饮食的关注与兴趣，培养学生规律生活的意识和习惯

学会发起的"食育推动"计划，旨在培养学生养成良好的饮食习惯和关注健康的意识，主要通过给学生授课的方式进行。学会从课程的目标确定、教学内容和教学方法的选择与运用方面，激发学生关注日常饮食并对其产生兴趣，不仅传授给学生饮食相关的知识，而且让学生采取正确的饮食方式和形成健康的饮食习惯，培养学生计划、记录、评价、改善自己饮食生活习惯的能力，为学生一生的健康打下坚实的基础。

（三）通过食育培养学生的五大能力

通过食育培养学生具备五大能力，即保持健康的能力、日常生活的基本能力、独立处事的能力、感恩的能力和爱的能力。"食育推动"计划的课程设计，应当始终以培养学生具备以上五大能力为中心。课程在充分发挥教师在教学过程中主导作用的同时，应当重视学生在学习过程中的主体地位，并充分考虑家庭在食育工作中的重要作用，在课程设计上对学生父母以及其他监护人进行积极影响，为学生养成健康的饮食习惯提供良好的家庭环境。

（四）关注地区差异和个体差异，使每个学生都能从食育中受益

学会的"食育推动"计划强调在保证课程基本要求的前提下，应充分关注不同地区、不同学校和学生之间的差异，各地区和学校要基于中华优秀的传统饮食文化，充分发挥地方饮食的特色，因地制宜，合理选择和设计教学内容，有效运用教学方法和评价手段，激发学生学习兴趣，努力使每一位学生都能参与基本的

食育活动，从而促进学生的健康发展。

三、开展情况

（一）建立试点

"食育推动"计划已在河南省信阳平桥区及新县建立了两个食育示范区县，通过建立试点学校、培训食育师资、制订学期活动计划等方式推进工作。目前学会已经在做示范的一区一县培训了70多所学校的100多名师资，累计开展课程超过2000堂。此外，学会还在部分学校开辟了食

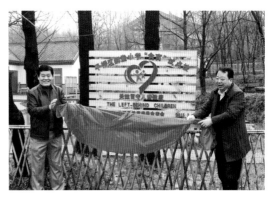

"食育试点学校"揭牌

育菜园、建立了食育教室、进行板报手抄报评比等活动，让学生与食物进行充分互动，提高了学生对于食物的情感，培养学生形成正确的健康意识并养成正确的饮食

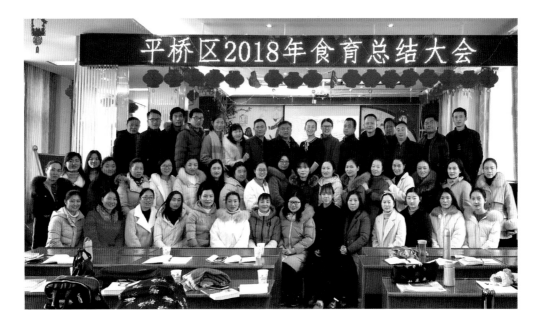

食育师资培训

习惯。在充满食育氛围的食育教室开展系列实操课，增加学生对食物的喜爱，对生活的热爱，培养学生形成正确的健康意识并养成正确的饮食习惯。在基础的课程之外，也结合信阳的毛尖茶叶、南湾鱼、焖罐肉等特色美食开展课程，让学生了解家乡的饮食文化，从而有自豪感，更加热爱自己的家乡。

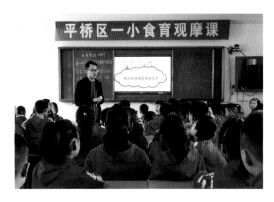

学校食育教师开课

在区县试点之外，"食育推动"计划项目已经连续7年到甘肃省天水市开展"关注留守儿童健康"食育活动周。在偏远地区的农村学校，课程在原来的基础上，更加注重饮食卫生与安全、预包装食品的选购、个人卫生、个人梦想及家乡建设等方面的学习和交流。

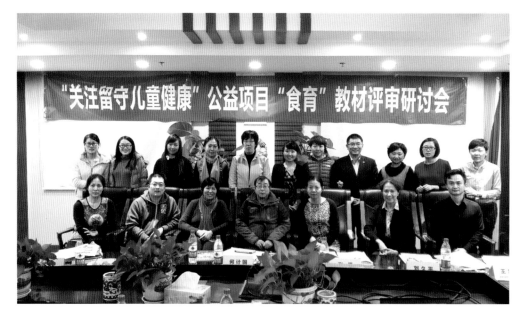

食育教材编写及评审的专家和老师

（二）研发教材

学会经过5年多的实践积累与经验总结，由健康教育及公共卫生领域的专家参与，和教师共同编写了小学1～6年级的《食育》教材。教材分为学生用书和教师用书，各6册，每学期设置5~6个课时（依照国家对健康课程的课时计划要求制订）。"食育推动"计划将进一步整理幼儿食育内容，完善3~12岁的食育教材。

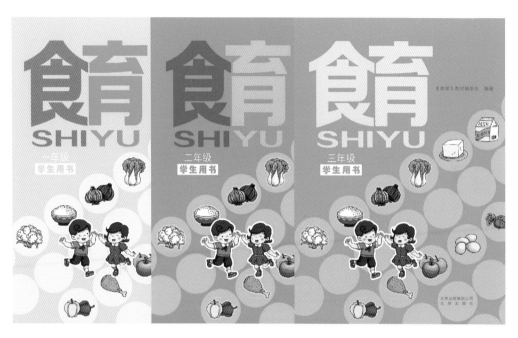

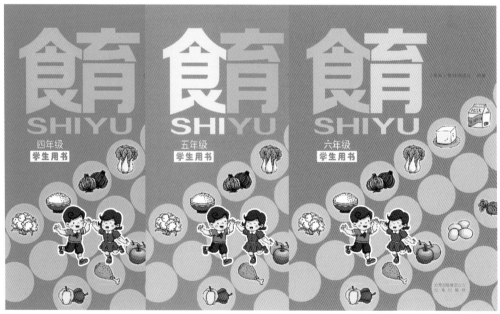

小学生《食育》教材

（三）科学评估

学会在过去6年多的工作中积累了大量食育相关数据，目前已在《中国健康教育》《中国学校卫生》《中国生育健康杂志》发表了题目为"食育对改善农村小学生饮食相关健康素养的效果""西部偏远乡村小学生饮食偏好及挑食行为影

中国健康教育 2017 年 6 月第 33 卷第 6 期 ·论著·

食育对改善农村小学生饮食相关健康素养的效果

尤莉莉[1]，刘璐[4]，何欣玥[1]，周南[1]，任学锋[2]，田向阳[2]，翁永凯[3]，刘远立[1]

【摘要】 目的 评价食育对改善农村小学生的饮食相关健康素养的效果。方法 整群抽取河南省信阳市某农村村级小学校，对所有在校生216人进行食育干预，比较干预前后饮食相关健康素养的变化，评价食育干预的效果。结果 食育干预后，学生对奶制品主要功能、富含维生素 C 食物和食物中毒知晓率由于预前的 9.1%、14.9%、14.9%提高至 26.6%、26.6%、29.4%（P<0.05）；干预后食品标签中色素知晓率为 45.9%；干预后常吃零食、喝饮料的比例由干预前的 75.5%、44.9%降至 63.9%、35.2%（P<0.05）；干预后对几类常见零食（方便面、豆制品零食、薯片、糖果、饼干）和饮料（碳酸饮料、果汁饮料、乳味饮料）摄入频率均低于干预前（P<0.05）；食育干预对农村小学生的膳食摄入结构的影响不显著；干预后学生仍对畜禽肉类、乳制品摄入显著不足，经常摄入者仅占 50%左右。92.6%的学生表示喜欢食育课。结论 食育对提高农村小学生的饮食相关的健康素养有所帮助，是改善我国农村小学生营养状况的有效途径之一。

【关键词】 食育营养干预；健康教育；效果评价

【中图分类号】R193 【文献标识码】A 【文章编号】1002-9982（2017）06-0487-05

DOI：10.16168/j.cnki.issn.1002-9982.2017.06.002

Effect of eating education on diet-related health literacy among primary school students in rural area

YOU Li-li, LIU Lu, HE Xin-yue, ZHOU Nan, REN Xue-feng, TIAN Xiang-yang, WENG Yong-kai, LIU Yuan-li. Chinese Academy of Medical Sciences & Peking Union Medical College, Public Health School, Beijing 100730, China

【Abstract】 Objective To evaluate the effect of eating education among primary school students in rural areas and their diet-related health literacy improvement after eating education. Methods A cluster sampling was conducted in a village-level primary school in Pingyang District, Xinyang, Henan Province. All 216 students were involved intervention and their diet-related health literacy were compared to food to evaluate the effect of eating education before and after intervention. Results After intervention, the proportions of students who gave the right answers to the questions about dairy nutritional value, Vitamin C-riched foods and food poisoning were increased from 9.1%, 14.9%, 14.9% to 26.6%, 26.6%, 29.4%, respectively (P<0.05). And the proportion of students who gave the right answers to food additive pigment was 45.9%. After eating education, the proportion of students who frequently consumed snacks and soft beverages dropped from 75.5%, 44.9% to 63.9%, 35.2% (P<0.05). Meanwhile the proportions of students who frequently ate instant noodles, seasoned beans, fried chips, candies and cookies were dropped, as well as the proportion of students who frequently consumed sodas, fruit juice and milk beverage were decreased significantly (P<0.05). The effect of eating education on children's dietary structure was not significant. Students' intake of meat, dairy products were inadequately as only 50% of them frequently consumed these foods. The proportion of pupils who liked to eat education was as many as 92.6%. Conclusion Eating education was proved to be effective in improving diet-related health literacy among primary school students in rural areas, and was especially significant in changing students' poor eating habits such as eating snacks and drinking beverages, which could serve as a channel for future enhancement of the nutritional status of students in rural primary schools of China.

【Key words】 Nutritional intervention; Health education; Effect evaluation

教育的内容可归为德育、智育、体育、美育几个方面，而当前青少年的成长乃至全人类的健康发展，还离不开一个重要的教育内容——食育。食育，就是良好饮食习惯的培养，人与自然、人与环境和谐的教育和饮食文化的传承弘扬[1]。不合理饮食可能引发多种慢性疾病，在全球范围内造成极大的疾病负担和经济负担。通过各种教育途径，使全体国民养成优良的饮食习惯是食育的基本内容，食育强调"从娃娃抓起"[2]，在幼儿阶段推进以营养知识普及和良好饮食习惯培养为主体的教育非常必要[3]。食育在美国、日本、欧盟等国家都受到广泛的重视，日本通过《食育基本法》立法，将食育作为一项全民运动普及推广[4-6]。而我国对学生食育研究和实践尚不足[7]，课题组于 2015 年 5 月—2016 年 5 月期间，在河南省信阳市某农村村级小学

【基金项目】国家自然科学基金项目（71473270）

【作者单位】1 中国医学科学院/北京协和医学院，北京 100730；
2 中国健康教育中心，北京 100011；
3 国家人口计生委科学技术研究所，北京 100081；
4 首都营养保健美食学会，北京 100080

【作者简介】尤莉莉（1985－），女，满族，北京人，博士，助理研究员，主要从事健康教育与健康促进研究工作。

【通讯作者】刘远立，男，教授，研究方向：公共卫生与卫生政策。
E-mail：liuyuanli_pumc@163.com

·487·

响因素分析""农村贫困地区学龄儿童的食物摄入情况分析"的论文3篇，以及《中国保健营养》发表主题为"我国偏远乡村小学生的挑食行为及影响因素分析"的论文1篇。接下来，学会将委托专业机构对食育在区域开展的效果进行评估，希望在此基础上推动国家关于食育政策的制定和发展。

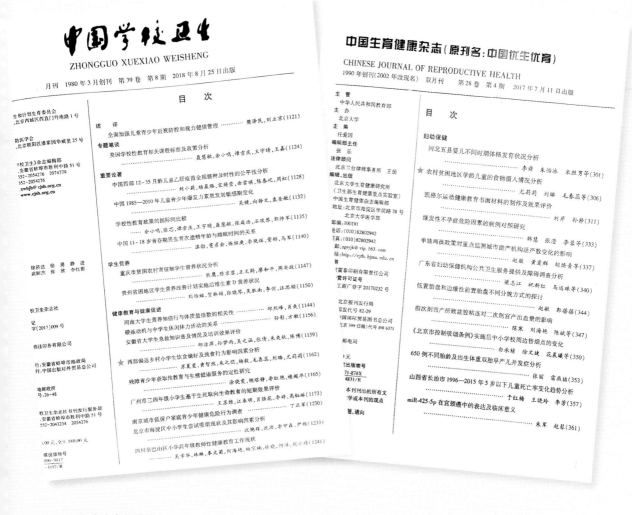

已发表食育相关论文

（四）建立全国网络

截至2019年5月，"食育"推动计划公益项目组已在全国建立了17个志愿者服务站（覆盖13个省市自治区），已开展公益讲座8000多场，计划未来每年在全国开展公益讲座2000场。这些建立在全国各地的服务站均为非政府组织，都根据各地不同情况拓展符合当地实际情况的食育活动和内容，积极发挥所在地优势，为食育在中国的推进建立了不同的模式和样板。

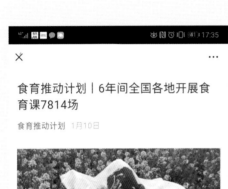

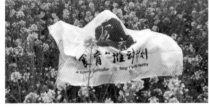

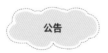

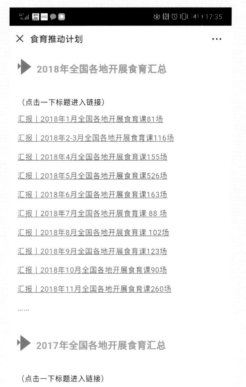

开展公益讲座

四、活动亮点及特色

食育是关乎学生健康成长的重要基础性课程。食育活动则以游戏、实验或实践为主要手段，以食物认知、膳食平衡、饮食习惯与健康、饮食礼仪、中华饮食文化等为主要内容，以提高学生对饮食的重视和兴趣、加强学生健康饮食的能力、养成学生良好的饮食习惯、引导学生热爱生活并学会以健康生活为主要目标。"食育"推动计划开展的活动具有以下特性。

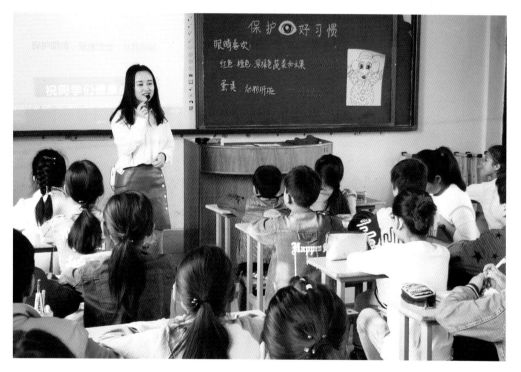

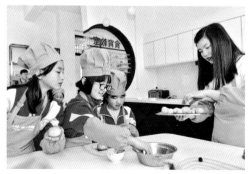
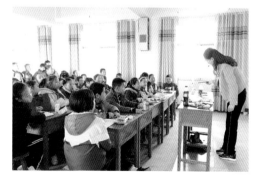

学校食育教师开课

第一，基础性。重点培养学生掌握必要的营养健康知识和技能，养成良好生活习惯，为提高学生未来的健康生活能力奠定良好的基础。

第二，趣味性。通过多种感知实验、种植体验和食物制作实践，以及课程中人物的应用和故事情节等设计，都可以提高学生的学习和实践兴趣，从快乐和趣味中增加求知和实践的动力。

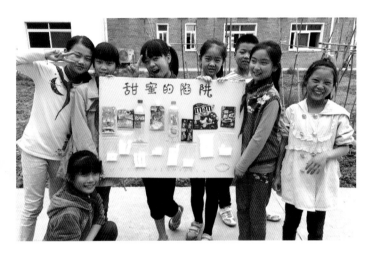

校园食育文化展示

第三，生活性。以解决学生生活中的饮食问题和培养良好生活习惯为出发点，提高学生在生活中正确选择食物、优化搭配、简单制作和养成好习惯的能力，将所学知识和技能主动应用到生活中。

第四，综合性。充分发挥食育的综合教育功能。强调以健康饮食知识学习为主，渗透感恩和孝道等德育，种植和制作食物等劳动技能教育，中国节日传统等历史文化，中国菜系和世界饮食结构等地理常识，食育课程融合了德智体美劳五育，为素质教育的实施奠定了坚实基础。

 加入中小学E食育活动群
入群指南见书封面勒口处
交流食育实践经验
研讨食育课程开发

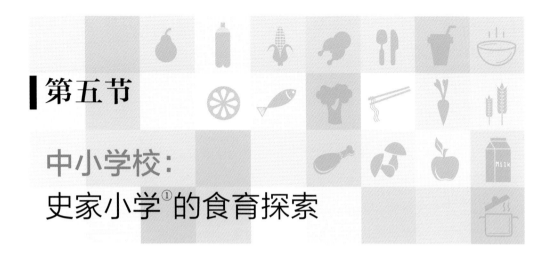

第五节

中小学校：
史家小学^①的食育探索

一、背景分析

随着社会的发展与进步，科学饮食成为我国居民享受真正健康生活的基石。2011年北京市对全市中小学生进行健康情况测试，史家小学（以下简称学校）的测试结果不容乐观。学校参加测试的2000多名学生中，超重儿童比例为12.10%，肥胖儿童比例为17.57%；学校所属北京市东城区的超重儿童比例为12.64%，肥胖儿童比例为18.74%。可以说学校的这两项测试结果仅仅是过了标准线；而学校营养不良的儿童比例为20.23%，高于北京市的此项比例19.43%。面对这一严峻现状，本校的卫生课老师对学生的饮食情况进行了调查，数据显示，大量学生出现营养过剩和营养不良的根本原因主要有挑食、饮食结构不合理、吃东西过于精细等。针对这些问题，学校开始抓学生的健康饮食，

<hr />

① 史家小学始建于1939年，自20世纪90年代以来探索集团化办学模式，实现了4所法人校、2所联盟校、2所城乡一体化校、11所学区课程共享校均衡发展，参与了雄安新校区建设。学校曾获全国教育系统先进集体、全国科技教育十佳学校、全国学校艺术教育先进单位、全国群众体育先进单位等称号。学校德育案例被评为"全国中小学德育工作典型经验"，课程成果荣获基础教育国家级教学成果奖一等奖1项、二等奖2项，教育部办公厅下发公函推广学校体育健康工作经验。

以"科学饮食　健康生活"为主题，在不同年级以不同的主题和方式开展丰富多彩的实践体验活动。

二、活动目标

第一，了解日常生活中的饮食误区，知道合理膳食的重要性，积极改变自身存在的挑食、偏食等不良饮食习惯。

第二，了解常用食物的营养素及其对人体健康的影响，学会简单的食物搭配方法，知道一些常见食物的搭配禁忌，掌握基本的烹饪技能，学会优化自己和家人的饮食结构。

第三，了解我国及其他国家传统的饮食风俗和习惯，比较不同国家饮食文化的异同，汲取精华，形成正确的饮食观念，初步具备传播中华饮食文化的能力。

第四，通过调查、采访、实验等活动，体验食物问题的复杂性，锻炼学生的交往能力、语言表达能力、实验探究能力和团队合作能力，养成运用科学知识解决实际问题的良好习惯。

三、开展情况

（一）开展校园、家庭饮食调查活动

学生们在食育课程中学习了有关健康生活、合理膳食的内容后，由教师指导

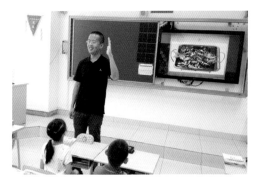

教师讲解美食课

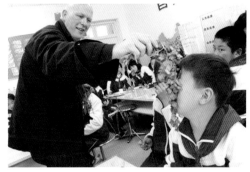

德国厨艺大师给学生上营养课

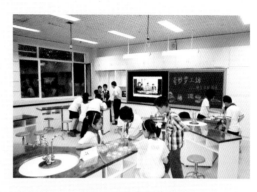

食物营养成分测定实验

学生饮食调查问卷

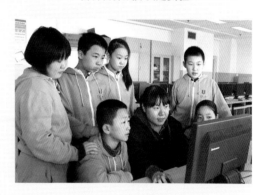

教师指导学生收集网上信息

在学校开展了健康饮食调查活动。学生们先是对自己所在的班级开展了挑食情况调查和学校午餐满意度调查。教师根据学生调查的结果和数据，指导学生开展食物成分分析实验，讨论只吃荤菜会带来什么不良影响？学校食堂为什么要提供胡萝卜、豆腐、青菜等食物？教师还鼓励学生为学校食堂提出优化食物搭配的建议。

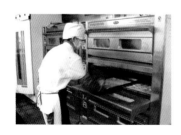 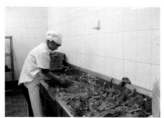 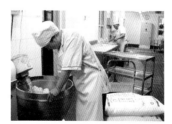

学生进入校食堂调查采访拍摄的照片

4～6年级学生根据北京市学生体验活动手册《科学饮食　健康生活》的要求，在各自家中开展饮食调查，并且将调查数据上传到网上。根据调查数据，学生在各个学科教师的指导下，制作宣传健康饮食的小报，为非健康饮食现象提出"金点子"。

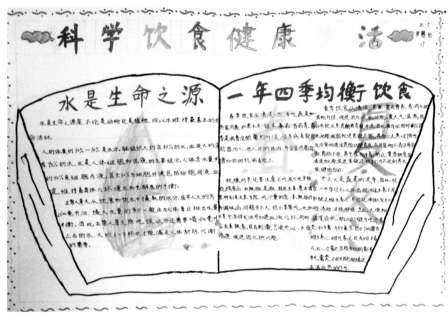

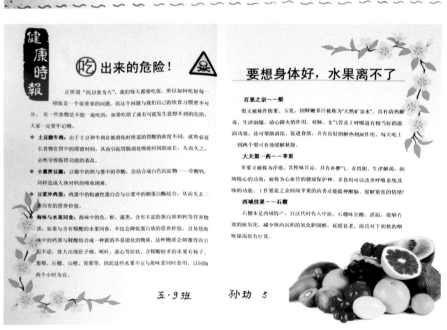

学生做的健康生活小报

主编：贺淇

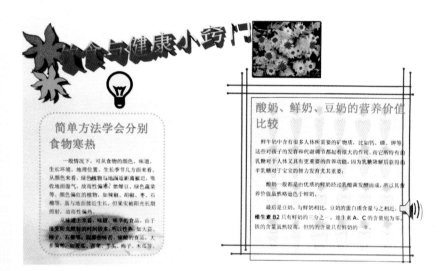

简单方法学会分别食物寒热

一般情况下，可从食物的颜色、味道、生长环境、地理位置、生长季节几方面来看。从颜色来看，绿色植物与地面近距离接近，吸收地面湿气，故而性偏凉。如绿豆、绿色蔬菜等，颜色偏红的植物，如辣椒、胡椒、枣、石榴等，虽与地面接近生长，但果实被阳光长期照射，故而性偏热。

从味道上来看，味甜、味辛的食品，由于接受阳光照射的时间较多，所以性热，如大蒜、梅子、石榴等。蔬菜偏苦、味酸的食品，大多偏凉，如黄瓜、苦瓜、干贝、梅子、木瓜等。

酸奶、鲜奶、豆奶的营养价值比较

鲜牛奶中含有很多人体所需要的矿物质，比如钙、磷、钾等，这些对孩子的发育和代谢调节都起着很大的作用。而它所特有的乳糖对于人体又具有更重要的营养功能，因为乳糖降解后获得的半乳糖对于宝宝的智力发育尤其重要。

酸奶一般都是由优质的鲜奶经过乳酸菌发酵而成，所以其营养价值虽然略逊色于鲜奶。

最后是豆奶。与鲜奶相比，豆奶的蛋白质含量与之相近，维生素 B2 只有鲜奶的三分之一，维生素 A、C 的含量则为零，铁的含量虽然较高，但钙的含量只有鲜奶的一半。

饮食金点子

1、多吃绿叶蔬菜。

综合绿叶菜中大多有碱性，可以中和饮食中醋、肉、蛋及代谢中产生的过多的酸性物质，使体液保持弱碱性，从而清除血中有毒物。常食蔬菜可选萝卜叶、青菜、油菜叶、菠菜、芥蓝、大白菜、胡萝卜、菜花、甘蓝等。

2、多吃粗粮。

常吃红薯、土豆、玉米、荞麦等粗粮有助于保持大便的通畅，使体内毒物不会久滞肠道。粗粮中含有许多细粮（或精加工食品）所欠缺的特殊的维生素和矿物质。这些营养素有助于调节肠胃内环境，易为人体吸收并提高抗病力与免疫功能。

3、多吃豆腐

研究发现，吃豆腐有助于消化、增强脑力、提高肌肤解毒能力等效果，还能促进体内药物代谢，清除血中毒素，起净化血液作用。此外，豆腐含有大量能溶解血栓的尿激酶，含大量B族维生素和抗菌素，可防老年痴呆症。

4、餐

早餐要营养：谷物面包、牛奶、酸奶、豆浆、煮鸡蛋、瘦大腿肉或牛肉、鸡肉、鲜榨蔬菜或水果汁，保证蛋白质及维生素的摄入。

午餐要丰富：午餐要水食物品种齐全，能够提供各种营养素，缓解一日体力，调整精神状态。可以多用一点时间为自己搭配出一份合理饮食：中式快餐、什锦炒饭、鸡丝炒面、牛排、猪排、汉堡包、绿色蔬菜沙拉或水果沙拉，外加一份蔬汤。

晚餐要清淡：晚餐宜清淡，注意选择脂肪少、易消化的食物，且注意不应吃得过饱。晚餐营养过剩、消耗不掉的脂肪就会在体内堆积，造成肥胖，影响健康。

健康饮食金点子和小窍门

（二）征集健康娃娃形象

学校开展的"科学饮食健康生活"系列活动中有一项，是在学生了解健康生活的基础上，向全校学生征集健康娃娃形象。学生们根据学到的健康生活的特点，描绘心中健康娃娃的形象和行为等。学校还邀请中医研究所的专

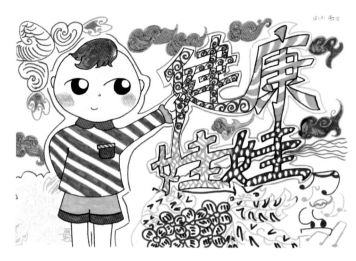

学生创作的健康娃娃宣传画

家来校指导，使学生们认识到健康生活不仅要注意饮食，还要从多方面积极行动

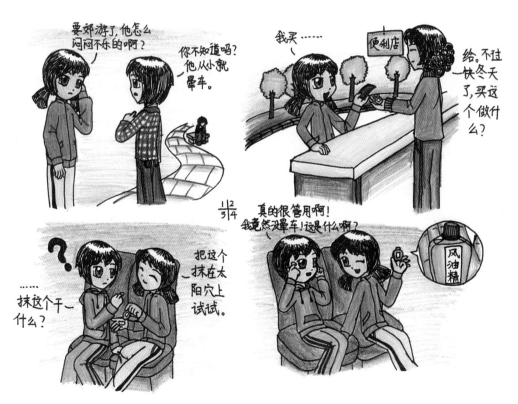

学生作品：梁金煜（11岁）绘，李阳指导

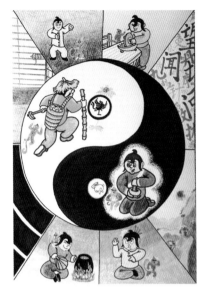

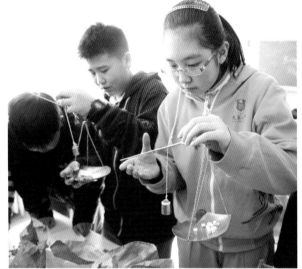

传承中医文化，打造健康生活：
董伯阳（六5班）绘，李阳指导

认识中药之学抓药

维护自身健康。例如，可以认识人体相关穴位，并运用简单手法刺激这些穴位，起到预防感冒等疾病的效果。

（三）评选"节粮小标兵"

学校节粮教育已经开展了十年，"零米粒，我们在行动"的节粮实践活动得到全面推广，学校坚持定期评选"节粮小标兵"。2016年"六一"儿童节，学生发布了《一粒米的调查报告》，向全市中小学生发出倡议：做到不挑食，不浪费，吃多少、盛多少，不剩菜和饭，餐餐见行动，养成勤俭节约的好习惯。校长王欢因多年坚持每餐不剩饭菜，获得了学生颁发的"零米粒"奖状。

（四）开辟家庭小菜园

"健康生活从绿色饮食开始"，为了让学生了解什么是绿色种植和蔬菜种植的不易，学校开展了"家庭小菜园"体验活动。在老师的指导下，学生们在自己家的阳台上进行了蔬菜种植实验，学会了种养植物、做观察记录、分析数据和撰写活动日志等。通过体验活动，学生们不仅收获了彩椒、番茄等蔬菜，还体验到了生命的力量、感受到了企盼成长和焦急的等待，最终品尝到成功的喜悦。

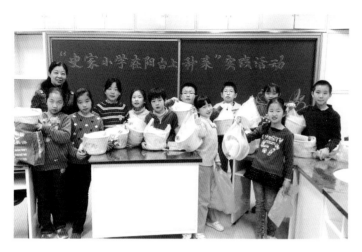
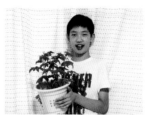
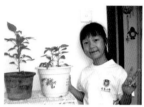

在阳台上种菜活动　　　　　　　　　　　　　认识并收获蔬菜

（五）参观农业展览馆和科研机构

学校定期组织学生参观中国农业展览馆，学生们在展览馆的体验展厅中通过互动性的自主学习了解健康饮食的基本常识。此外，学校还先后组织学生走进了北京教学植物园和北京市农林科学院，在农业专家的指导下学习了蔬菜的播种技法，参与了蔬菜的种植体验等活动。

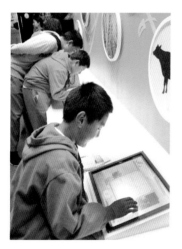
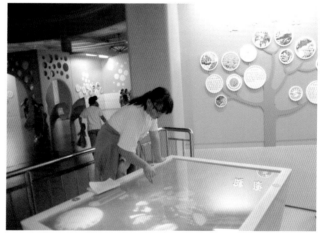

在农业展览馆体验厅中进行食物营养及合理膳食搭配体验活动

学校将丰富的实践活动纳入课程体系，利用学校的课程基地开设了烹饪课供全体学生选择，要求每位学生至少学会制作一个凉菜、会炒一个热菜、能做一样面点。

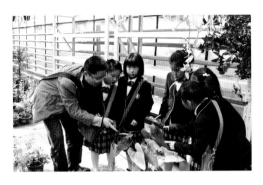
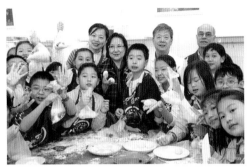
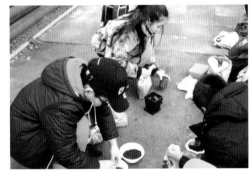
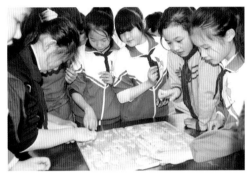
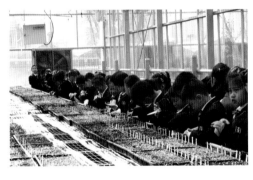
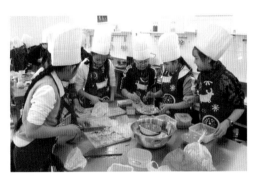

在北京教学植物园和中国农业科学院实验园区
学习种植蔬菜

在学校课程基地上厨艺课

（六）争当校园"大主厨"

学校在开设烹饪选修课的同时开展了"我是大主厨"活动，引导学生向家中长辈宣传健康饮食观念，学习烹饪技巧，并将所学拿手菜推荐到学校食堂。每周四的校园午餐，有一道菜就是学生大主厨推荐的拿手菜。每周四早晨，学生大主厨都会与伙伴们一起走入食堂后厨，了解食堂叔叔阿姨的工作不易，亲身体会到节粮、惜粮的重要性；午餐，学生大主厨会走进各班，听取同学们对菜品的反馈意见；广播、电视台播放学生大主厨录制的教学视频，在教授菜品制作方法的

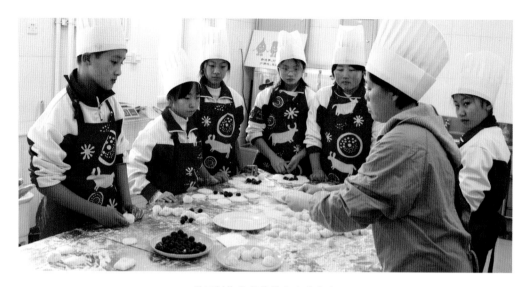

学习制作北京传统小吃艾窝窝

同时，还根据菜品的不同，从营养卫生、科学常识、数学统筹等角度进行综合讲解；当天，学校的公众号会推出学生大主厨的食品制作视频，鼓励同学们学习制作，并推送学习上期主厨推荐菜的秀场照片；对不适合在学校食堂制作的学生大主厨推荐菜则结集成册，出版属于孩子们自己的《魔法厨房》图书。

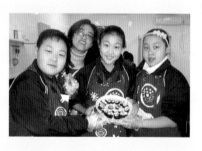

制作寿司

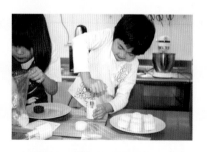

冰皮月饼我们也会做

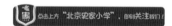

【史家·课程】史家"大主厨"做的鱼香茄子是这个味道

新闻中心 北京史家小学 2016-04-28

点击上方"北京史家小学"，即可关注我们！

（陈纲 邢超 报道）同学们大家好，本周的"我是大主厨"栏目再次开播，今天我们进行第一季第三期的展示。这一期中的主打菜是由四8班吴悠同学推荐的"鱼香茄子"。就在今天上午，她还和小伙伴姜依辰、雷一容共同走进食堂，并由四7班魏羽晨和六5班督杰同学作为摄影师全程跟拍。

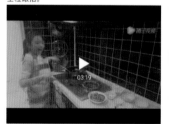

史家"大主厨"

四、活动亮点及特色

第一，突出属于学校自己的特色。"科学饮食 健康生活"主题系列活动由学校存在的实际问题（肥胖和营养不良学生比例较高）为起点展开。通过健康饮食宝塔、检测食物的营养成分实验、"新米陈米的检测""认识粮食作物"等活动，不仅教给学生科学饮食知识与方法，而且积累了学校教学育人的特色食育课程资源。

第二，由一个点带动一个面。该系列活动从合理膳食开始，最初目的是教会学生一种良好的、健康的饮食习惯，进而养成合理健康的生活习惯。随着系列活动的深入展开，学生们的兴趣不光是局限在每天的合理膳食上，而是开始关注更多健康生活方面的问题，学生们根据各自的兴趣点和特长参与了不同项目的健康生活实践活动。可以说，系列活动始于一个点，并逐步扩大到了一个面。为此，学校特意开展了以送健康为主题的"六一"庆祝活动和次一学年的开学典礼。结果，学生不仅掌握了科学知识、懂得了要健康生活、学会了简单的中医知识，还通过自己的方式将这些知识宣传给他人，带动更多人一起健康生活。

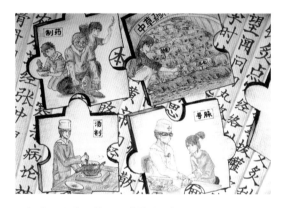

弘扬中医文化，传承国药精粹：杨子居（六8班）绘，李阳指导

第三，多学科融合的综合实践活动。学校在食育实践中坚持根据学生的年龄特征和需求，开展跨学科的综合实践活动，充分调动了学生的积极性与参与性。擅长绘画的学生进行健康绘画创作，善于动手的学生在厨艺老师的辅导下亲手制

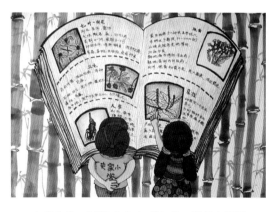

中药大典：杨麒玉（三6班）绘，张景奇指导

作糖火烧、寿桃、豆沙酥饺等小点心，这一切都极大地调动了学生的积极性，同时增强了学生的自信心。孩子们高兴地把自己做的美食分送给老师和家长们品尝，并把这小点心的营养价值讲给家人听，既收获了烹饪技巧，也学会了营养学知识。系列活动从一个学科拓展到多个学科共同参与，呈现出立体化的模式特点，为具有不同"才能"的广大学生都提供了学习兴趣和参与的空间。

五、活动成果

第一，明显改善了学生的身体健康状况。系列活动结束以后，营养不良学生，特别是肥胖学生的健康状况得到了明显改善。很多学生都表示自己学到了健康饮食的知识，比如，知道烹调中哪些食物可以一起使用，哪些食物又不适合一起吃……学生们还把学到的知识带回家，让自己的亲朋也能从中获益。

第二，促进学生全面发展。部分学生在活动过程中，积极参与、认真实验、

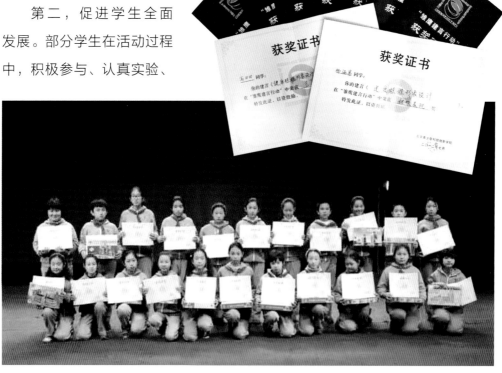

学生以健康饮食为平台的小课题研究在市区比赛中获奖

提出合理建议，并参加了北京市"雏鹰建言"评选活动。学校连续每年获得多份关于健康饮食的建言奖励。其中，学生创作的"太空黄瓜"科学小论文不仅在东城区创新大赛中获奖，更是在北京市创新大赛和北京市金鹏科技项目评比中分别获得一等奖，该项目入围2013年全国创新大赛。

第三，推动了学校内涵的发展。

首先，促进了教师的专业成长。活动使教师在提升教学水平的同时，积极探寻将零散的实践活动转化为课程的途径和方法。体育组教师以此次活动为契机，提出关于肥胖儿童干扰的研究课题，并且正式立项。

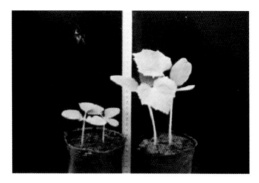

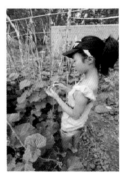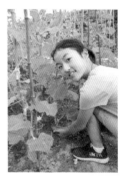

"航天诱变黄瓜品种（系）的种植与观察实验"入围2013年全国创新大赛

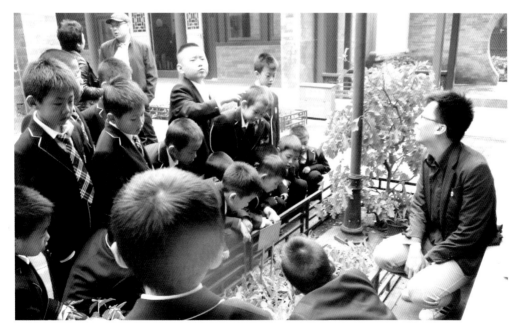

校外实践课程

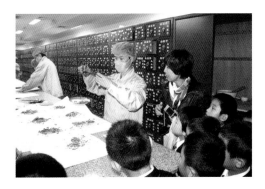
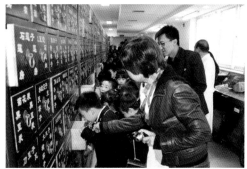

中医饮食健康活动——走进同仁堂

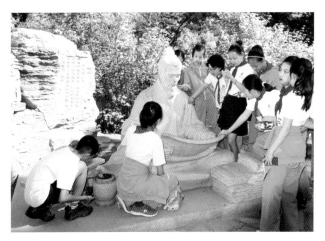

走进药用植物园

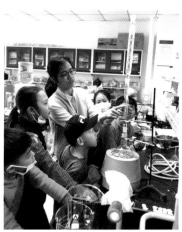

走进中医药大学

其次，促进了校本课程的开发、应用与推广。随着活动的深入展开，学校教研组将一个又一个活动转化为校本课程内容，并成为其重要的组成部分。特别是厨艺课程，不仅是校本课程整体框架中的重要一环，更是学生们特别喜欢的一门课程。现在，厨艺课程除了在学校定期为学生开设，已经成为北京市东城区11所学校学生共同分享的开放性课程。史家小学的厨艺课为更多学校的学生提供了学习和体验厨艺的机会。此外，为了遵循活动的"健康"主题，避免走入健康误区，学校跟中医研究所合作，请老中医来校进行专家讲座，还定期开展中医文化实践活动，活动与活动之间环环相扣，既丰富了学校的校园文化，又开阔了学生的视野。

最后，促进校园文化建设。学校根据在活动中由学生提出的建言，修建了学校屋顶农场。在这里，学生既可以种植、采摘农作物，又能上科学课。目前，屋顶农场项目已经成为学校校园环境建设的重点工作，更是学校校本课程开发的重点工作。可以说，食育活动已经与学校的整体校园文化建设、校本课程开发紧密结合在一起。

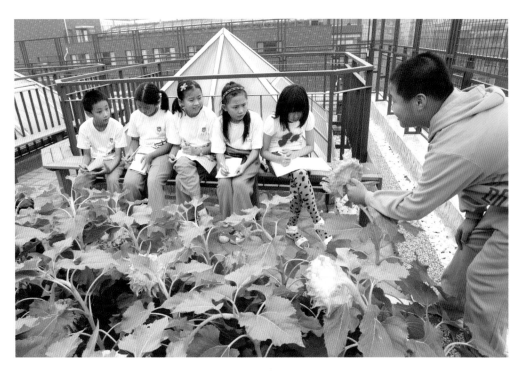

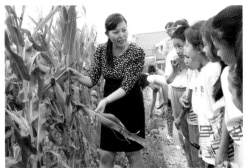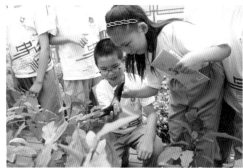

在学校楼顶农场上种植实验课

 加入中小学E食育活动群
入群指南见书封面勒口处
交流食育实践经验
研讨食育课程开发

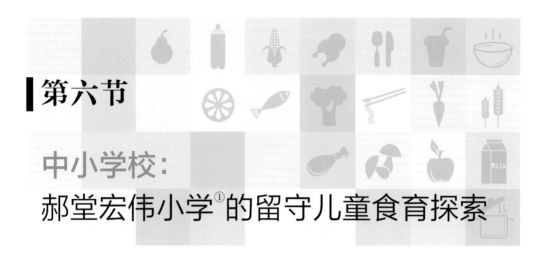

第六节

中小学校：
郝堂宏伟小学[①]的留守儿童食育探索

一、背景分析

　　中国从农业社会肇始变迁发展而来，农村人口在全国占有重要比重，农村独有的经济结构注定农村家庭劳动力在一定程度上具有短期流动性特点。而农村家庭劳动力短期流动，在一定程度上破坏了家庭的原生结构，使农村呈现空心化趋势，没有劳动能力的儿童、老人被滞留在家中。留守儿童无法得到父母的陪伴，以及在思想认识、价值观念上的引导和帮助，成长中父母的关心和呵护缺失。因此，农村教育不仅需要关注留守儿童的学业发展，更要关注其身心健康。为了让学生身心健康得到更好的发展，使他们养成良好的饮食生活习惯，具有自我成长和人生规划能力，同时掌握生存与生活的基本技能，郝堂宏伟小学（本节以下部

---

① 郝堂宏伟小学是郝堂村的乡村学校，可招收学生300名。郝堂村位于河南省信阳市平桥区五里店，是豫南山区一个典型的山区村。2013年，郝堂村被住建部列入全国第一批12个"美丽宜居村庄示范"名单，被农业部确定为全国"美丽乡村"首批创建试点乡村。郝堂村的主要农作物是水稻，郝堂村有2万亩生态茶山主产信阳毛尖，还有1万亩板栗园和国家级野生猕猴桃保护区；农产品丰富，盛产葛根、莲藕和蜂蜜等。郝堂宏伟小学发挥乡村自然资源和当地文化的优势，开展了食育、种植、环保、茶艺特色课程，2013年11月成为"食育"推动计划项目试点；2014年3月，"食育"正式在该校挂牌。

分简称学校）通过探索，试图寻找一条让学生既能学好又能玩好的教育途径，在教育学生自我发展的同时激发其产生出强烈的学习兴趣，从而长成身心健康快乐的青少年。基于以上原因，学校深入推动以"食育"为核心的健康课程，并使之成为探索农村留守儿童教育的重要突破口。

二、活动目标

第一，探索具有学校特色的发展路径。学校的特色发展离不开学生生活的发展需求，脱离学生需求的探索是违背教育规律的"假大空"架子。学校学生多为留守儿童，身体素质普遍比同龄有父母陪伴的孩子差，需要首先进行调整。充分利用当地资源制订"食育"计划，开发食育课程，既能加深学生对这些资源的认知，又能推动学校特色发展。

第二，丰富农村学生的学习生活样态。从日常生活的性质来看，学校学生生活分为制度生活和非制度生活。农村学生的制度生活就是在学校每天的生活时间，非制度生活则受条件差异产生不同影响，留守儿童的校外生活基本表现为单调化、无序化。为了弥补农村留守学生生活样态的极度不足，使其生活变得多样化、丰富化、有序化，学校以推动"食育"计划为切入点，丰富学生生活的知情意行，提高学生生活质量，使学生在动手实践中解决自身健康问题，并形成科学的饮食生活习惯和健全的生活理念。

第三，培养学生动手动脑能力。学校推动"食育"计划的最终目的，是培养其健康饮食的能力、发展其日常生活的能力、提高其独立处事的能力、发掘其心存感恩的能力和爱的能力，让学生通过参与食育学习，成为一个热爱生活、拥抱生活的人。

三、开展情况

（一）积极开设食育课程

2014年年初，首都保健营养美食学会与河南省信阳市平桥区教育体育局签

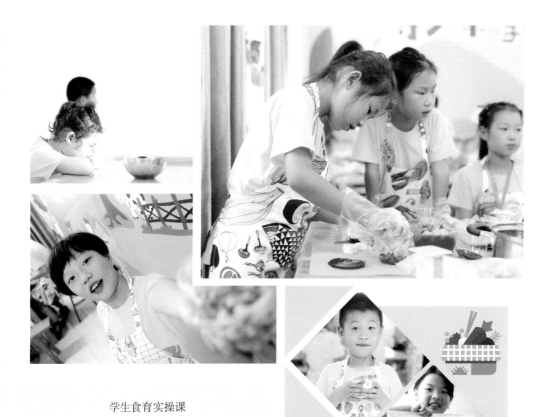

学生食育实操课

订协议，持续3年在郝堂宏伟小学开设食育课，为学生普及营养健康知识，教学生养成良好的饮食习惯，发扬中华民族优秀的传统饮食文化，让孩子们从小喜爱天然食物，并学会均衡营养、合理膳食，做自己健康生活的主人，同时懂得感恩和关爱他人。学校在3年中累积开展食育课程270课时，其中理论课程包括"寻找健康宝石""小宝塔大健康""食物的消化道之旅""水与饮料""挑食偏食真可怕""吃好早餐更聪明""鸡蛋宝宝""大豆及豆制品""蔬菜水果每天吃""中秋节饮食文化""食品标签的秘密""搭配一日营养餐"等。食育的实操课程包括"植物的生命——水培芽苗""创意彩色馒头""黄油小饼干""蔬果拼盘""美味蛋挞""营养寿司制作""香甜牛轧糖""包粽子""蔬果比萨""制作广式月饼"等。

（二）组织家长走入食育课堂

学校在三年中累积开设家长食育课程12次，对家长进行食育，提高家长合理调节孩子饮食结构的意识，让家长学会正确地引导孩子健康饮食，使他们的饮食更加科学、合理。

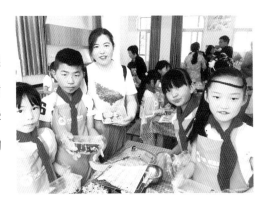

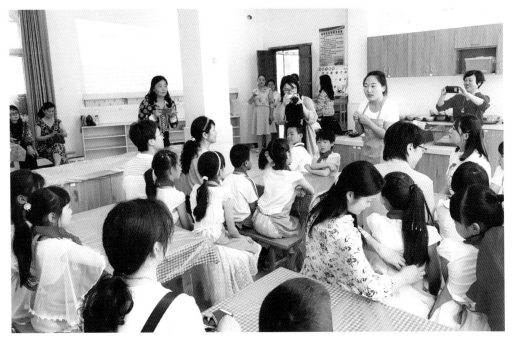

家长走入食育课堂

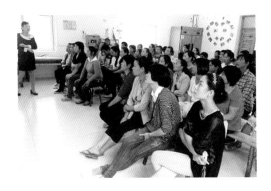

家长聆听食育教师授课

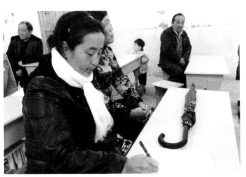

家长认真做食育课程笔记

（三）调整学校餐厅食谱，均衡每餐饮食营养

在专业营养师的指导下，学校主动对食堂的食谱进行调整，力求保证让蛋白质、脂类、维生素等营养素摄入，引导学生形成正确的饮食习惯。

星期	一	二	三	四	五
早餐	红薯稀饭、馒头	二米饭	发面饼	豆浆	绿豆稀饭、米饭
	鸡蛋	鸡蛋汤	虾皮小包菜	素包子	鸡蛋汤
	醋烹豆芽菜	素烧冬瓜	鸡蛋	鸡蛋	炒蒜薹
午餐	二米饭	糙米饭	馒头	二米饭	发面饼
	肉末黄豆芽	香菇鸡块	肉末芹菜	素炒包菜	海带排骨
	番茄炒笋	素炒生菜	番茄炒洋葱	双色西葫芦	素烧茄子
	紫菜虾皮汤	虾皮冬瓜汤	白菜豆腐汤	猪肝汤	番茄鸡蛋汤
晚餐	杂粮饭	馒头	二米饭	什锦蛋炒饭	——
	肉末烧豆腐	肉末茄子	香菇油菜	拍黄瓜	——
	鸡蛋炒洋葱	素炒小白菜	土豆炒青椒	虾皮紫菜汤	——
	白菜汤	虾皮紫菜汤	豆腐鸡蛋汤	——	——
加餐	牛奶　水果				

学校餐厅食谱

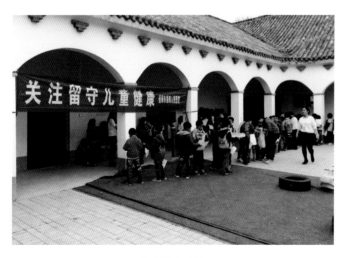

学生体验现场

鉴于当地生活习惯（早餐喜欢吃米饭，全天以面食为主）和学校规定的伙食标准，新食谱的应季蔬菜增加了奶制品和水果。

（四）组织全校师生体检

学校每年请体检中

心医生进入校园，组织学生参加体检，了解学生的营养与健康状况，从而提高学生家长对孩子饮食健康和身体状况的重视程度，改善教师从教学上对学生食育知识的普及和正确行为的引导。

（五）引进九阳兴趣班

学校积极与九阳公益建立联系，并获得九阳厨具赞助，引进九阳希望厨房和九阳食育兴趣班。该活动吸引更多孩子参与动手制作美食、乐于了解食物的营养价值、爱上食育课程，进而养成营养健康的饮食习惯。

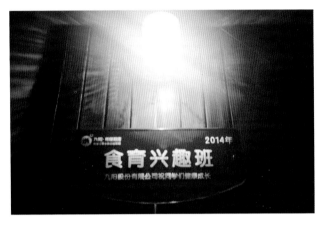

食育兴趣班

（六）积极培养食育教师

学校在北京营养协会营养师的帮助下，积极培养本校教师承担食育课程，教师学习营养健康知识、食育操作技能和授课方式，使食育在学校实现了可持续发展。

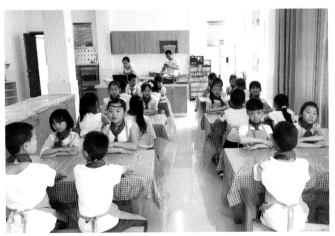

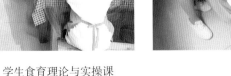

学生食育理论与实操课

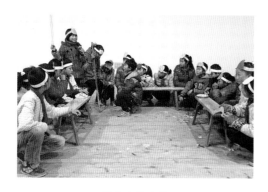

学生表演小品

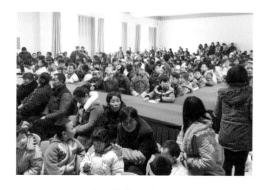

家人前来观看节目

（七）每年开展食育联欢会

每年冬季临近期末的时候，学校都会开展食育大联欢活动。在活动中，每个班级都会准备一个关于营养健康的小节目，并邀请村民和家长一起走进村里的大礼堂，和孩子们一起观看节目演出，在了解营养健康饮食知识的同时，庆祝这一年的食育学习和收获。

为了充实校园食育教育信息，普及食育的营养健康知识，让食育观念深入全校师生的内心，学校结合实际情况打造了独具特色的校园文化氛围，如制作板报、墙报、展板等。

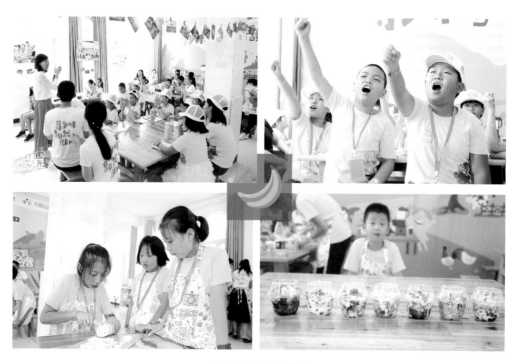

丰富多彩的食育课程

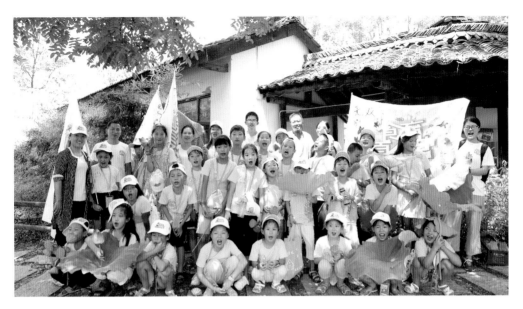

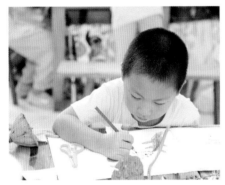
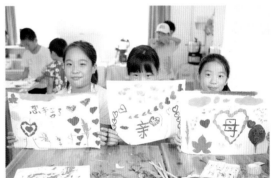

丰富多彩的食育课程

四、活动成果

学校从事的此项食育探索性研究从理论与实操两方面出发，在"知"与"行"上实施课程。"知"即知识，注重理论学习，课程设计按照三个阶段学生不同认知发展需求，从认知、操作、思维培养三个层次安排课程，共计270课时；通过开设"家长食育课"12课次，为家长建立食育观念，以促进亲子互动；根据学生健康调查报告和学校体检情况调整学校食堂食谱；开设九阳希望厨房食育兴趣班，促进学校食育课程的可持续发展；营造校园文化氛围，通过展示墙等展示食育课程成果，并培养学校自身的食育师资。

（一）从学习成果看

1. 低段年级（小学一、二年级）

通过讲授"寻找宝石""小宝塔大健康""食物的旅行""零食红绿灯""吃好早餐更聪明""营养蛋""大米的变身""人人都爱吃菜""大豆及豆制品"等课程，帮助小学一、二年级学生认识日常食物的营养成分、哪些食物有益健康、应该远离什么样的食品等，使学生主动远离垃圾食品和有害食品，建立健康饮食习惯。

2. 中段年级（小学三、四年级）

通过"营养早餐3+2""健康宝塔""零食小实验"等理论与实操课程，帮助三、四年级的学生锻炼动手能力，对食育产生积极的情感，并乐于烹调食物，勤动手、勤思考。这个阶段的孩子由于全面学习了膳食营养知识，因而具备了将优秀的中华饮食文化与知识传递给身边其他人的能力。

3. 高段年级（小学五、六年级）

通过"四看食品标签""食物三色群分类""饮食相关的节日"等理论课程的学习，以及"制作蛋挞""制作牛轧糖""制作蔬果拼盘""制作蔬果比萨"等操作课程的动手能力培养，五、六年级学生的创造力和审美力得到了发掘，按照自己的兴趣爱好制作食物，使学生们的自主思维能力和独立思维能力得到了很好的锻炼。

（二）从活动成果看

1. 调整学校食堂食谱

食育专家根据学生健康情况调查报告为学生制定了健康食谱，学校严格要求食堂按照健康食谱安排学生饮食，严控食物来源，并在实施过程中听取学生反馈意见，专家通过跟踪食谱营养情况等方式及时调整食谱。

2. 开设九阳希望厨房食育兴趣班

学生在九阳厨房除了可以放心吃饭，还学会了饮食礼仪、食物来源和感恩师长，学校也因此实现了德育途径多样化的目标。

3. 丰富校园文化

食育课程与活动的展开，使学生在快乐中成长，并成为孩子们快乐的源泉。食育课程与活动成果文化墙、展示板等，在留住学生学习成长的美好瞬间的同时，增加了学生的参与感和归属感，促进了校园的文化建设。

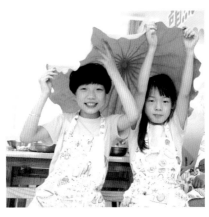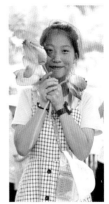

校园文化丰富多彩

4. 将种植课与食育课有机结合

学校利用地处农村的地理环境优势修建了校园菜地，使每个班级在老师的带领下分别认领了一块菜地，不仅可以供学生们进行农作物的种植、采摘，还可以用来上科学课。目前，班级菜地项目已经成为学校整体校园环境建设中的重点，也是学校校本课程开发的重点工作。可以说，种植体验农耕文化实践活动与学校校园文化建设和校本课程建设紧密结合在了一起。

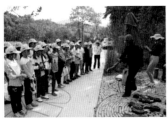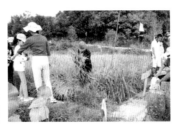
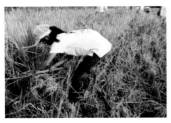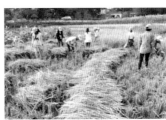

体验农耕与秋收活动

5. 形成特色校本课程

学校本着"一切为了学生"的原则，形成了稳定的、可持续的校本课程。学校的食育教育结合当地资源，形成自身的食育经验，培养食育教师，打下校本课程开发的坚实基础。使项目结题后，教师能够继续接受食育培训、持续关注学生饮食与健康，学生也在活动中不断获得进步与发展，学校也实现了持续探索校本课程的开发。

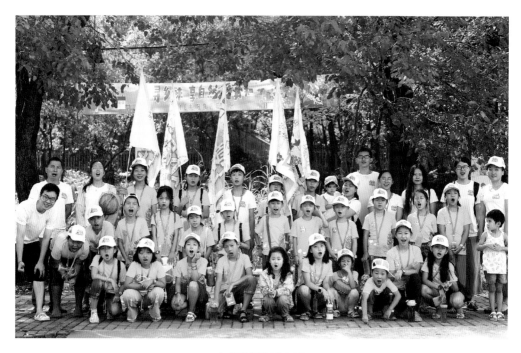

食育引领健康生活

加入中小学E食育活动群　交流食育实践经验
入群指南见书封面勒口处　研讨食育课程开发

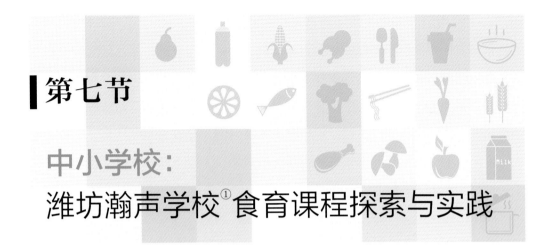

第七节

中小学校：
潍坊瀚声学校^①食育课程探索与实践

一、背景分析

随着我国社会经济的发展和人们生活水平的不断提高，琳琅满目、纷繁复杂的食材、食品大量涌入日常饮食生活，人们虽然越来越多地关注饮食健康，但是仍然相对缺乏合理膳食、科学饮食知识。据近年发布的《中国儿童少年营养与健康报告》蓝皮书统计，我国少年儿童肥胖率：1985年0.2%，2015年12.2%；骨矿量：不足者超过50%，极低者2.5%；近视率：2014年城市学生70%，乡村学生接近60%；三高率：甘油三酯高的占5.01%、血压高的占2.6%、血糖高的占2.7%。这些数据都反映了一个非常严重的问题，就是我国少年儿童的身体健康状况堪忧。而这一切都与我国少年儿童的饮食习惯杂乱有着很大关系。据统计，我国小、初、高中学生中每周3天以上不吃早饭的分别占4.9%、10.2%、

① 潍坊瀚声学校建校于2017年，是山东二七一教育集团倾力打造的国际化学校，涵盖幼儿园、小学、初中、高中四个学段，构建了以271教育价值观、271教育课程、271教育课堂和271教育管理为四大支柱的教育体系，学校已成为全国民办学校课程改革创新、积极推进素质教育的先行示范，先后荣获全国校园冰雪运动特色学校、北京2022年冬奥会和冬残奥会奥林匹克教育示范学校、全国网球运动特色学校、青少年健康评价与运动干预教育部重点实验室实验基地校、国家食物营养教育示范校、潍坊市文明单位等荣誉称号。

8.7%；小、初、高中学生食用西式快餐的比例为65%、58.5%、53.6%；中小学生普遍食用零食，日常吃油炸类、冷饮类、薯类等零食的少年儿童比例急剧上升。究其根源，从小缺少合理膳食、健康饮食方面的教育和正确的饮食观念引导缺位是主要原因。为此，在中小学开展"食育"课程，从幼儿开始系统学习营养膳食知识、体验食物制作过程、养成健康饮食习惯，已成为当今社会、学校、家长的迫切需要。山东二七一教育集团潍坊瀚声学校（以下简称学校）经过多年探索与实践，走出了一条通过食育课程实现学生健康快乐成长的成功道路。

"食育"的概念首先由日本学者提出，并将"食育"与德育和智育相提并论，可见其重要性。德国政府在全国中小学推行"公共厨房"项目，成为培养中小学生健康饮食习惯的教室；英国将在校学生的烹饪课成绩与其毕业成绩挂钩；丹麦学校的教学大纲规定，学生要接受两年的烹饪教育；美国则全面开展"从农场到学校"的食育运动。我国1990年制定《学校卫生工作条例》；2001年开始基础教育课程改革；2008年出台《中小学健康教育指导纲要》，但尚没有正式的食育课程教材。可以看出，改变我国食育课程普遍缺失的现状刻不容缓。从我国课程体系现状来看，目前在全国中小学领域系统研究和开设以提高孩子对健康食物的认识和培养其健康饮食习惯为目的、倡导"天地人和谐统一"的食育课程，尚属空白。从我国青少年饮食现状看，挑食、偏食、厌食现象严重，对孩子身心健康极为不利。如何在中小学从课程角度系统地设计和开设食育课程，显得尤为重要。因此，我们学校以"培育人性光辉、播种人生智慧"为教育目标，本着一切为了孩子健康成长的原则，从2015年起开设了"义务帮厨""种植课程""家政课程""自助取餐"等一系列课程，完成了学校食育课程的初步探索，并取得了一定成效。

二、开展情况

（一）注重《食育课程指导纲要》先行

学校结合自身实际情况和食育课程两方面特征，从课程背景、核心理念、课程目标、课程结构、课程内容、课程实施、课程评价、课程管理和课程保障九个方面，进行了科学的设计和规划。

学校食育课程的整体目标：一是让孩子了解烹饪，分享食物，达到礼食、康食、乐食的目的；二是帮助孩子建立自我健康管理意识，自食育课程固身体之根，由传统文化铸精神之魂；三是让更多人把健康牢牢地掌握在自己手里，使拥有健康的智慧在中华民族得以传承。

学校将食育课程按不同结构分为四个方面：一是食之源，作物种植认知；二是食之味，食物制作品尝；三是食之礼，餐饮礼仪文化；四是食之道，合理搭配膳食。具体课程内容包括七个部分：一是种植课程；二是理论研究课程；三是家政实践课程；四是义务帮厨课程；五是自助取餐课程；六是餐饮礼仪课程；七是节约感恩课程。

（二）多重领域保障课程顺利推进

为了确保食育课程的有效推进，学校专门开辟了15亩种植园，作为全校师生教学种植课程的基地，并投资30余万元建成了专业的食育实践教室，还邀请相关领域专家与本校授课老师一起编制了食育课程校本教材，确保了课程实施的专业性。

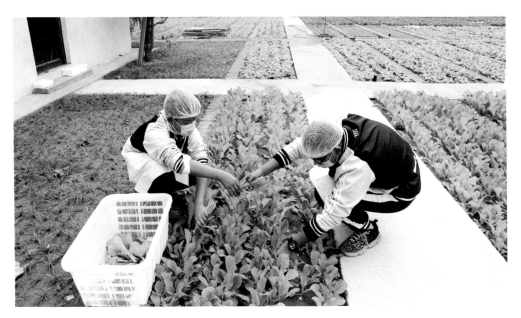

学校开辟的种植园

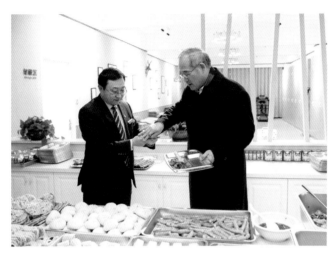
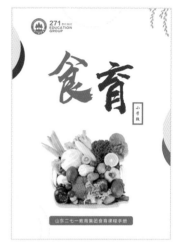

专家指导合理膳食　　　　　　　　　　　食育教材

（三）通过主题推进确保课程效果

1. 主题一：种植课程，农耕体验与实践

每个班级都有各自承包的种植园，学生在课堂上学习的种植理论知识能够在

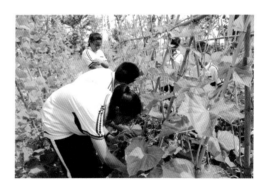

这里得到实践，通过参加种植和收获等劳动认知食物的来源，并从中体会食物的来之不易。同时，学校还将雨水收集系统和气象观测系统等融入种植课程，让学生在劳动实践中探索科技，亲身体验未来农业的发展样貌。

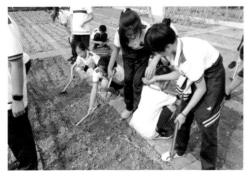

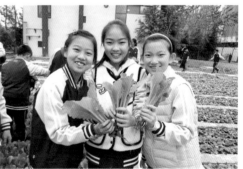

种植课程　　　　　　　　　　　　　农耕体验

2．主题二：理论研究课程，强化食材认知与科学饮食

理论研究课程主要学习食材认知、食物制作和科学饮食等知识，每个班级每周都安排了理论研究课，每学期至少有18课时。另外，学校还创办了《瀚声营养健康报》，对学生进行专业的食物安全和营养教育，帮助

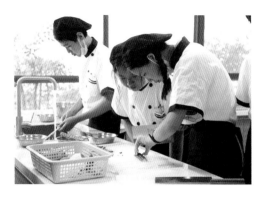

在食育教室上实操课

学生掌握专业的食物营养知识，养成科学的健康饮食习惯。

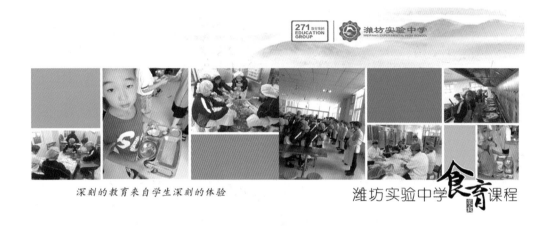

深刻的教育来自学生深刻的体验

食育课程宣传页

3．主题三：食育教室实践课，亲手制作与体验美食

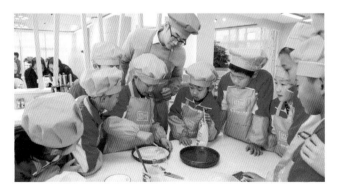

教师指导学生制作美食

实践课主要是在教师的指导下亲手制作食物，并从中学习食物安全和营养知识。另外，学校每年举办体育美食节，使每个班级和学生都能集中展示自己的美食作品。今年

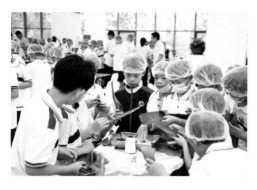

端午节包粽子

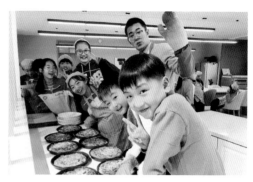

体验美食

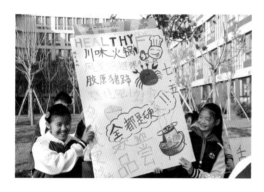

美食活动

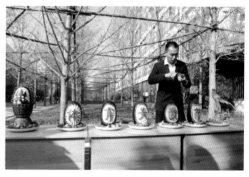

体育美食节

体育美食节的主题是"瀚声体育美食之万国风情节"，每个班级选择一个国家，深入了解这个国家的美食制作和美食文化等，并在美食节推介给大家。学校通过开设实践课程和体育美食节等活动，进一步提升了同学的动手能力，加深了他们对食物的认知。

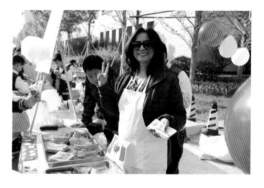

万国风情美食节

4. 主题四：义务帮厨课程，进入餐厅劳动与创造

餐厅帮厨课是学校要求每个班级的每位学生，每学期都要到学校餐厅义务劳动一天。在这一天，学生要和餐厅的师傅们并肩劳动，一起做饭，一起洗刷。孩子们通过餐厅帮厨课深刻体会到餐厅师傅们工作的不易，深刻体验了制作食物的复杂程序，从而懂得珍惜粮食和勤俭节约，并学会了感恩。

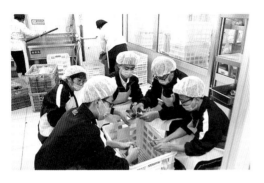
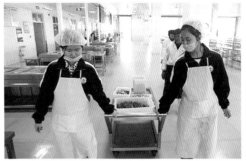

学生在食堂开展帮厨活动

5. 主题五：餐饮礼仪课程，学习传统饮食文化

学校通过餐饮礼仪文化课程帮助学生了解中国和西方的餐饮礼仪、文化，并从中提升自身的饮食修养，养成良好的饮食习惯。

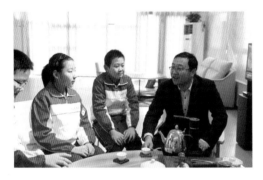
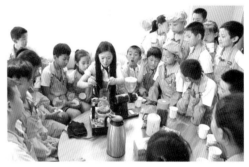

学习茶文化礼仪   学习咖啡文化礼仪

6. 主题六：自助取餐课程，自主规划饮食取向

为了彻底解决食物浪费问题，学校从小学一年级到高中全部采取自助取餐，

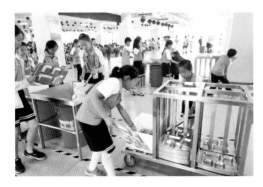
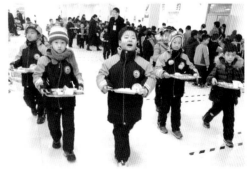

自助取餐避免浪费   自助取餐快乐饮食

让学生吃多少打多少，从根源上解决食物浪费问题。

7．主题七：假期实践课程，学以致用

为了确保食育课程教学效果得以延续，更好地实现家校合作育人，学校每年寒假组织"今周我当家"活动，鼓励学生在家里运用从食育课程中学到的知识与技能，帮助父母承担家务。

三、研究成果

经过多年来的持续努力，学校食育课程的探索与实践成效显著。

首先，学生建立了良好的饮食习惯。统计结果表明，我校学生早餐用餐率达到98%，学校超市零食营业额下降31.2%，学生基本失去了对垃圾食品和饮料的偏好，学生挑食现象下降28.6%，适量用取、轻声轻语、光盘行动、感谢师长、整理卫生等都已成为同学们的自觉行为。其次，学生体质普遍增强，表现在：肥胖率不到国家平均值的1/5；学生身高比同期其他学校平均高1.4厘米；学生近视率25%，是国家平均值的1/3。最后，食育课程的开展极大减少了食物浪费，学生在《餐厅帮厨体验感悟》中说："以前总是抱怨餐厅的饭菜不好吃，但看到餐厅师傅辛苦工作时，才发现他们真的不容易，我们真的不该浪费饭菜。"

综上所述，食育不止于吃，食育关乎人性，是德育、体育、美育等教育的基础。食育关乎未来，是确保学生一生拥有幸福生活能力的重要课程。食育课程付出于当下，受益在未来；践行于学校，功遍及国家。食育课程，任重而道远。

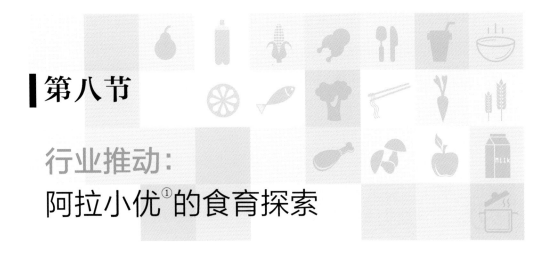

第八节

行业推动：
阿拉小优①的食育探索

一、背景分析

人类从胚胎的形成开始，一生的健康状况慢慢成形。正如《中国0~6岁儿童营养发展报告（2012）》所描述，儿童早期特别是从胎儿期到出生后2岁（生命早期1000天），是决定其一生营养与健康状况的最关键时期，婴幼儿期营养不良可能导致儿童不可逆转的生长和认知发育迟缓。

然而，中国婴幼儿的营养状况却不尽如人意，伴随健康饮食观念的缺乏和营养方面知识的缺失，大部分家长不能合理地安排婴幼儿饮食，从而导致婴幼儿因营养摄入不平衡而缺乏某些营养素的现象日益增多。据《中国居民营养与慢性病状况报告（2015）》显示，我国儿童青少年生长迟缓率和消瘦率分别为3.2%和9.0%，6~17岁儿童和青少年超重率和肥胖率分别为9.6%和6.4%，比2012年上升了5.1和4.3个百分点。由此可见，我国婴幼儿营养状况不容乐观。

---

① 阿拉小优始创于2006年，是孕婴童行业首批通过国家商务部备案的具有全国连锁经营资质的加盟连锁系统，独家运营致臻、致恩、致护、优睿、努卡、哺贝、步步超越等母婴产品品牌，以奶粉、辅食、营养品、护理用品等全品类产品和儿童游泳、理发、产后康复、小儿推拿等服务项目，为孕婴童提供一站式服务。目前，全国阿拉小优门店数超过4000家，业务范围覆盖超过25个省份。

由于科学喂养知识普及不足、区域经济发展不均衡和儿童保健制度不完善等因素，中国家庭尤其是三至五线城市家庭在婴幼儿喂养方面存在很多问题，比如母乳喂养率低、不能正确认识和选用婴幼儿配方食品、膳食结构不合理等问题突出，部分地区因为家庭消费能力问题而过早停止使用婴幼儿配方食品，对婴幼儿健康造成不良影响。

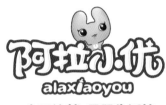

母婴连锁店品牌标识

本着"让婴幼儿健康成长成为可能"的使命，阿拉小优致力于推进孕婴童健康改善的各项工作，从城市到村镇，面向广大婴幼儿家庭、母婴行业从业人员、基层医护人员进行孕婴童营养健康科普宣传、指导和提供相关资助，努力推进全国食育发展。

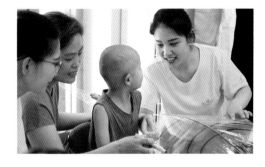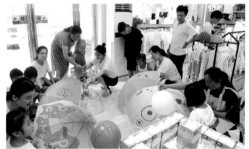

母婴互动活动现场

二、开展情况

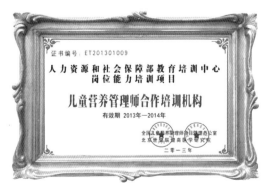

"儿童营养管理师"培训

（一）参与国家重大项目

1. 承办儿童营养管理师培训

"儿童营养管理师"是国家人力资源和社会保障部教育培训中心根据行业发展要求，为提高在岗人员整体专业水平，推出的职业培训项目。阿拉小优获得人力资源和社会保障部教育培训中心的独家授权，组织开展全国婴童渠道"儿童营养管理师"培训。

阿拉小优在人力资源和社会保障部教育培训中心的指导下，结合婴童渠道的特点，面向婴童行业从业人员，整合全国一流师资力量，利用国家级专业资源，组织开展"儿童营养管理师"培训。培训采取课堂授课结合远程视频和网上系统形式，有线上答疑、现场情景演练及实践操作，11套练习题配合教学进度分时段完成，从而保证学员能够达到各阶段培训要求，成长为合格的"儿童营养管理师"。

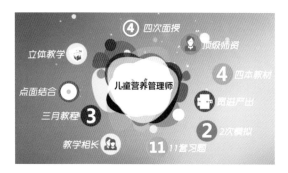
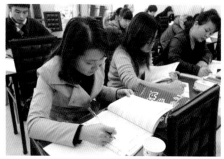

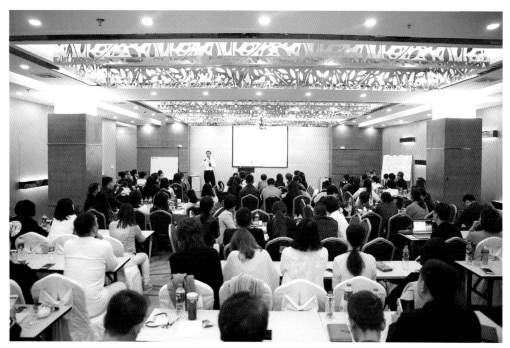

儿童营养管理师培训现场

经过阶段性的培训和考核，阿拉小优向婴童行业输送了一批又一批专业的"儿童营养管理师"人才。这些人才或在婴童门店一对一现场面谈，或通过集中授课向母婴用户传递儿童饮食健康营养知识，

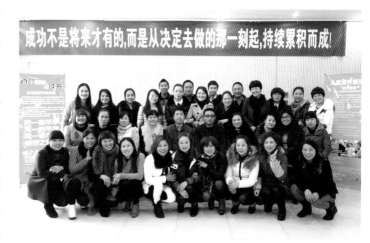

"儿童营养管理师"培训合影

树立家长和儿童正确的饮食观念，达到培养健康饮食习惯的目标。

2．参与国家儿童营养改善项目

《中国的减贫行动与人权进步》白皮书指出，自2012年起，国家实施贫困地区儿童营养改善项目，为6个月至2岁的婴幼儿每天提供1包营养包，同时开展儿童营养知识宣传、进行健康教育，努力改善贫困地区儿童营养健康状况。其中，阿拉小优母公司——聊城优幼营养品有限公司，多次入选由国家卫生和计

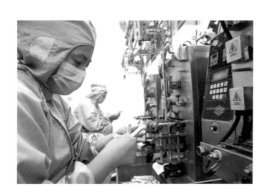

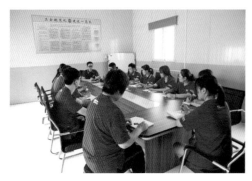

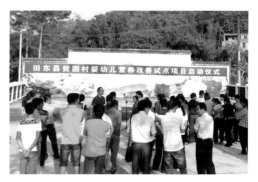

阿拉小优儿童营养改善项目生产与活动现场

划生育委员会、全国妇联和地方政府组织的儿童营养改善项目招标产品供应商。据调查，整个项目范围已经扩大到全国21个省的300个县，受益儿童数量达40万。

（二）协助中国优生科学协会落实基础工作

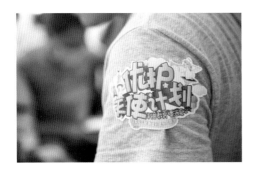

"优护天使"公益项目

中国优生科学协会是由国家卫健委主管，民政部批准登记的全国专业性社会团体。阿拉小优与中国优生科学协会长期合作，联合母婴品牌、母婴门店，将科学育儿观念和方法传播到千万家庭。其中2018年新启动的"优护天使"公益项目，得到社会的广泛赞誉。

"优护天使"大型公益活动由中国优生科学协会婴童行业发展分会发起，阿拉小优承办，联合各地卫生、民政、妇联、儿保、扶贫等单位参与，宣传科学喂养知识，提供科学喂养支持和资助，提高喂养质量并有效降低喂养成本，帮助婴幼儿在正确、专业、权威的喂养指导下健康成长。

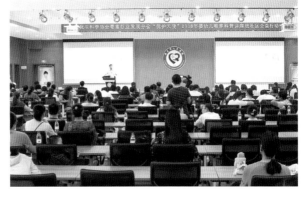

这次"优护天使"公益行动从山东到广西的县镇村，对贫困家庭捐助或以成本价供应婴幼儿配方食品，组织母婴知识讲座、进行村医培训，科普0～3岁婴幼儿科学喂养知识，招募爱婴大使进行食育传播，发动更多力量帮助更多家庭。

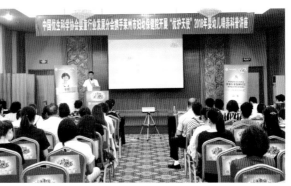

"优护天使"行动对欠发达地区基层医生群体进行科普推广

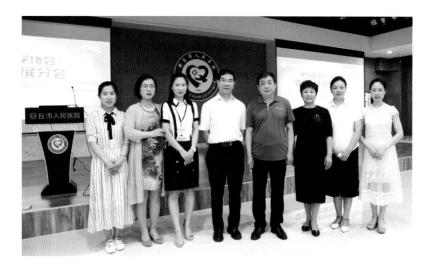

"优护天使"行动科普推广活动合影

　　2018年，"优护天使"公益行动共开展了婴幼儿科学喂养知识讲座6场、村医培训会2场，到场人数合计1610人次；组织品牌产品捐助特别困难家庭55个，累计金额约80460元；以成本价供应困难家庭200多个，节省育儿费用50%以上。

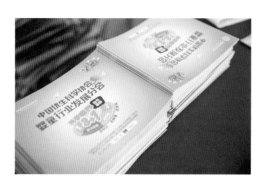
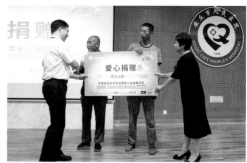
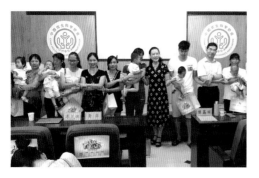
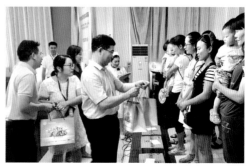

"优护天使"行动对妈妈群体进行科普推广与爱心捐赠

（三）全渠道食育尝试

1. 线下传播

阿拉小优借助母婴门店资源和自有品牌，联合致恩、致臻、致护、优睿等母婴品牌，组织育儿公益课堂、亲子活动、爱心资助、义诊等行动。据不完全统计，仅在2018年，阿拉小优就举办了育儿公益课堂657场、育儿咨询723次和亲子活动70场，将婴幼儿健康饮食的观念和方法导入千万家庭。

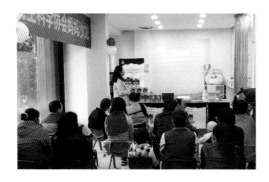
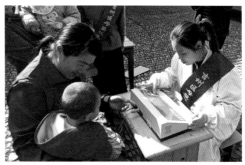
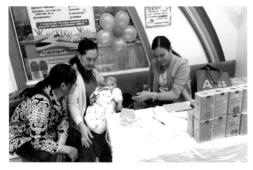
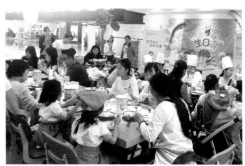

举办基层育儿公益课堂、义诊、育儿咨询和亲子活动

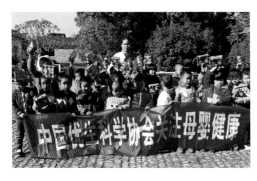
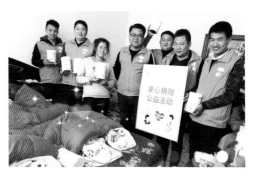

举办爱心捐赠公益活动

2. 线上传播

阿拉小优在开展面对面食育现场活动的同时，也利用互联网扩大母婴食育的传播影响力，联合互联网母婴平台线上传授孕婴童营养健康知识和理念。为确保食育推广的权威性和专业性，阿拉小优多方邀请国家营养管理师、育婴师、妇产科和儿科医生等专业人士，推出专家直播课堂、医生在线免费咨询；自制育儿声视频教材，包括从科学孕产、营养健康到辅食制作等5大版块内容，累计在线音视频300余个，在不同平台和渠道上推出，累计播放次数1亿次以上。

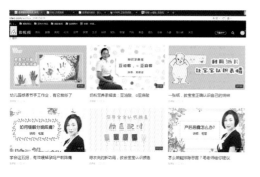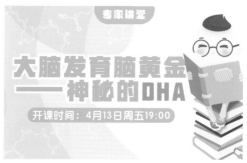

孕婴童营养健康知识和理念线上传播

三、未来发展愿景

儿童是国家的未来，是人类社会可持续发展的宝贵资源，改善儿童营养状况，提高儿童健康水平，是实现人的全面发展，把我国从人口大国建设为人力资源强国的基础。未来，阿拉小优将优化既有的活动形式，联合行业品牌以及母婴互联网平台，坚持以线下活动与线上音视频相结合的方式，推进以营养健康教育为主的食育推广。

加入食育行业发展交流群
入群指南见书封面勒口处
助力健康美好生活
推动行业有序发展

第四章　食育的国际经验

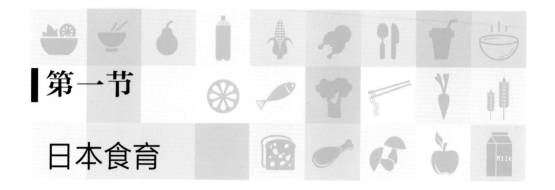

第一节

日本食育

一、背景

　　早在明治时代（1896），日本著名养生学家石冢左玄在其著作《食物养生法》中，就提出了食育一词。实际上，食育在日本明治时期已开始发展，最初是学校给贫穷家庭的孩子提供午餐作为奖励。1954年日本政府正式制定《学校给食法》，对学校供餐的卫生管理及食材选择的多样性都做了严格规定，这使原本体型矮小的日本人平均身高较战前增高约12厘米。

　　随着战后日本经济的快速发展，国民饮食西化，出现了肥胖、偏食、过度减肥、不吃早餐、孤食、家人各自吃不同食物、饮食

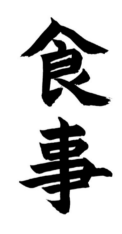

日本饮食文化

不规律等混乱现象。居民日常生活中普遍出现饮食习惯不健康和运动量不足，导致癌症、心脏病、脑血管疾病成为日本人口死亡率提升的三大主因。于是，

2005年由厚生劳动省和农林水产省共同编订了《饮食平衡入门》，为国民详细讲解每天该吃什么、怎么吃和吃多少。同时，在日本的教育改革行动中，将培养儿童良好的生活习惯列为重点工作。

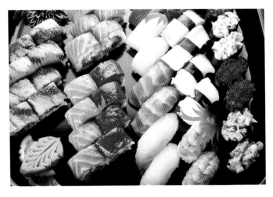

日本寿司拼盘

随着社会环境变化，不良饮食习惯对国民健康造成隐患日渐加深，为了使学生身心健康、远离高罹患率的生活习惯病，文科部着手儿童食育工程，旨在通过学校引导，从而培养学生终身受用的理想饮食习惯。之后文科部又与民间组织共同推动"早睡早起吃早饭"运动，以培养儿童从小养成良好的生活习惯。[①]

未来，国民饮食会变得更加丰富和美味。因为食育所教导的各项正确观念，让人能够自然而然地活得健康、活得精彩、活得让国家更有竞争力。

二、内涵

日本食育的内涵非常丰富，包括饮食的文化、饮食的知识、饮食的行为和饮食的社会责任。其中，饮食的文化有多元饮食文化、饮食礼仪和乡土人文关怀等；饮食的知识有认识食物、食物营养知识、认识加工食品和食品标示解读；饮食的行为有低碳生活、耕种体验、食物烹调、合作学习和惜物感恩；饮食的社会责任有食育可持续发展、尊重生命、生活形态与环境变迁和多元关怀等。[②]

三、推动

2005年，日本颁布食育基本法，规定每年6月为食育月，每月19日为食育

---

① 张玮绮. 人与食物的距离：农村小学推行食农教育之行动研究[D]. 新竹：新竹教大，2013.
② 颜建贤，曾千惠. 食育内涵指标建构之研究[J]. 农业推广文汇，2014: 27–50.

日；2006年，日本政府订立了九个五年期的食育推进基本计划，农林水产省也因此修订了《食料·农业农村基本法》，由各地农政局派人至中小学进行食育和农事指导；2011年，开展第二次食育推进计划；2015年，开展第三次食育推进计划。①

日本饮食特色在向世界各国传播的同时，促进了饮食的普及，也进一步培养了食育人才，传播了活用日本食材的理念；2013年日本向联合国教科文组织（UNESCO）申请世界文化遗产名录并获得通过；2015年在米兰国际博览会上日本又将"食文化、食产业"的日本理念向世界各国传播。2016年日本希望农业生产技术、农学知识、人才培育等多方并进，通过创造新的生产方式，使从农场到餐桌一系列系统整合普及，并达到价值链连锁经营的层面。日本政府还设立"日本餐厅推荐奖励制度"，向公众推介怀石料理、寿司、鳗鱼饭、烤鸡肉串、

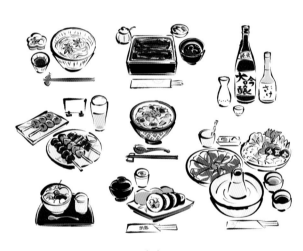

日本食品

荞麦面等深受喜爱的日本美食，并再次推广日本传统的饮食习惯如："开动""不要浪费""尊重多样、新鲜食材的原味""健康的饮食生活和营养均衡的重要""尊重自然、吃季节性食品""配合重要的节日推出相关性的商品，让食育融合在其中，并做了一系列的课程设计"。

四、不同阶段的内容

（一）婴幼儿

日本在新生儿0岁时就启动教育计划，食育老师按计划一步一步地教妈妈抚

---

① 行政院农业委员会. 陈建宏. 2005. 日本食育基本法之概要[EB/OL].（2019-12-20）. http://ebooks.lib.ntu.edu.tw/1_file/COAEY/030244/0244.pdf.

养孩子成长。由中央主管机关协助将计划落实到各个教育单位，由专职农夫担当户外老师，由营养师教授室内课程，最显著的特征是用全然专业的、严肃的态度看待食育课程。[①]

　　婴幼儿阶段食育教育的核心是在孩子幼小的心灵扎根。为0～3岁的婴幼儿设计了一连串的课程，用于引导其养成良好的饮食习惯，并通过孩子饮食带动家庭形成和乐的气氛，因此提供了融洽的亲子互动机会；引导幼儿在食育课程中学习与他人（同龄小朋友）形成互动和彼此信赖的关系。婴幼儿在这样的环境中，为自己一生

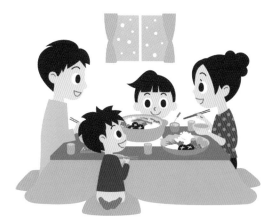

日本火锅营造出和乐的家庭就餐氛围

的健康打下坚实的基础。在这阶段的食育教育中，专业的引导十分重要，保育所都有专业的老师和营养师等。总体来看，婴幼儿阶段主要学习食与人的关系、食物与健康的关系以及食物与文化的关系，其中比较特别的是，料理和食的关系。

（二）小学

　　在日本小学教育中，食育课程的内容包含在小学家庭科内容"衣食住行的生活"里面〔《小学校学习指导要领（2017年告示）解说家庭编》〕，日本小学食育课程的内容包括：第一，饮食的作用。有饮食的作用和饮食的重要性，为快乐饮食而在吃饭的方法上下功夫。第二，烹饪的基础。有烹饪材料的分量、步骤和烹饪计划，烹调用具和餐具的安全、卫生处理，烹饪材料的清洗方法、切法、调味方法、拼盘和配料，适合烹饪材料的烹煮方法，传统日常饮食中米饭和酱汤的烹饪方法，基于美味的烹调计划和烹调方法。第三，营养的饮食。有了解身体必要的营养素的种类和功能，食品的营养特征和组合，构成菜单的要素、菜单的设计方法等。

---

① 盛家铃. 日本与台湾粮食安全. 食品安全及食育的比较研究[J]. 淡江大学亚洲研究所硕士在职专班学位论文，2016: 1-176.

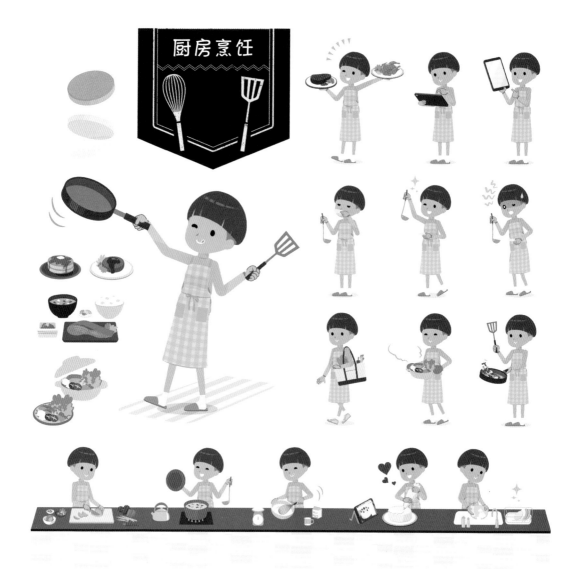

日本厨房烹饪课里的食育实操

　　日本小学从低年级就开始要求学生学习认识食物，并参与简单的食物制作。中年级开始教学生吃饭礼仪，以及不偏食的观念。同时引导学生生成对食物的感恩之心和养成良好的卫生习惯。从高年级开始教学生了解食与健康密不可分的关系，并引导学生学习简单的烹饪技巧与设计菜单，同时在饮食文化层面展开探讨与研究。在食育课程中，对小学一年级学生进行红薯种植教育，通过让学生用红薯做游戏，引导学生了解红薯在日常生活中的作用，培养学生对农作物产生情感；对小学二年级学生进行土豆作物的教育，如进行土豆传播史教育，指导学生用土豆粉制作馒头、面包及面条等食物；对小学三年级学生进行黄豆作物的教育，黄豆在日本是具有特殊意义的农产品——因其是豆酱（味噌）的原料，而味噌是日本人饮食生活中的必备调味品，学生在教师的指导下栽种黄豆、制作味噌，渐渐认识到食物的多样性，进而传承日本的饮食文化；对小学四年级学生进行土豆作物的深入教育，让学生开始学习食物的营养知识，了解制作营养午餐所使用的食材，并在此基础上通过讨论与沟通训练学生的人际关系与沟通技巧；

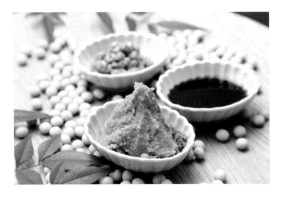

味噌

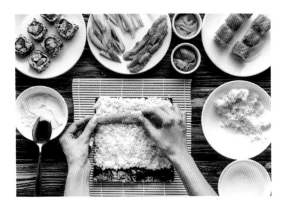

了解食材学做寿司

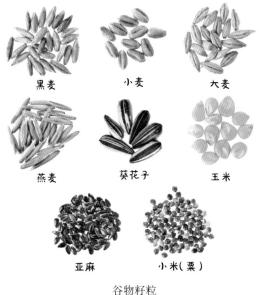

黑麦　小麦　大麦

燕麦　葵花子　玉米

亚麻　小米（粟）

谷物籽粒

对小学五年级学生进行谷物的教育，学校选择与日本本土文化关联度较高的作物，使学生通过学习当地的作物知识与本地产生连接；对小学六年级学生进行白菜、西红柿等作物的教育，要求学生到农村、海边、山区等地体验不同特色的饮食，在体验过程中加深对日本饮食文化的理解。[①]

---

① 朱强，李丰，王金秋. 美日小学食育内容的比较研究[J]. 外国中小学教育，2019（2）：21-26.

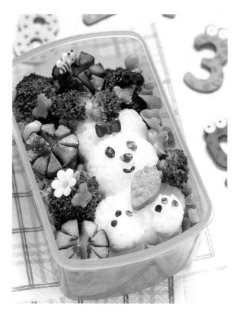

日本学生的午餐便当

（三）中学

日本的食育教育，到了中学阶段要从人的生活出发，探讨生活习惯病、由不良饮食习惯导致的疾病等问题，进而对快餐店和便利食品做深入分析，逐渐提高学生管理自我饮食生活的能力。高中阶段学校在举办食育活动的同时，教学生学习吃当地食物。在养成吃早餐习惯的同时，中学鼓励学生午餐带便当，高中学习细嚼慢咽、享受食物带来的美好感受。①

 加入食育研究进展讨论群　　联合食育各界主体
入群指南见书封面勒口处　　谋划食育行动方案

---

① 日本学校给食相关之研究——从泡沫经济破灭后的社会背景探讨学校给食的变迁[D]. 高雄：台湾高雄第一科技大学—应用日语研究所，2012.

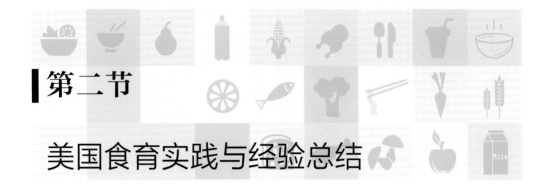

第二节

美国食育实践与经验总结

一、背景

美国饮食的一大特点是将多民族或多地区的烹饪方法相互融合，形成全新的烹饪风格，如大家所熟知的比萨、热狗等，均是在其他国家民族或地区原有菜肴的基础上创新发展出来的美式食品。在美国肉类协会和国家热狗和香肠协会对美国人最喜爱食物的排行榜单中，汉堡和热狗名列前茅。

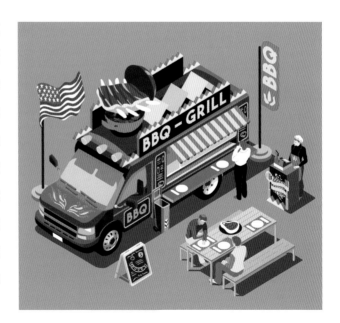

美国街头食品售卖车

《2015—2020美国居民膳食指南》中指出，大约3/4的美国人对人体每日所需蔬菜、水果、乳制品和食用油的摄入量不足，而有50%的美国人在日常饮食中摄取了超过指南推荐值的总

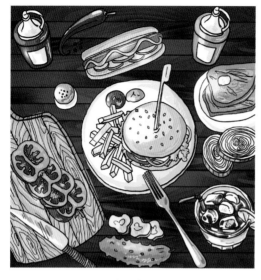

美式快餐

谷物和总蛋白质食物量。偏好食用高脂肪、高钠和高糖的食物，却没有摄入足够的全谷物、水果和蔬菜的饮食结构，导致美国人患糖尿病、青少年肥胖症以及心脏病的概率增高。美国现有1/3的儿童超重或肥胖，由此将导致大额的医疗保险费用。到2030年，由于肥胖所导致的医疗保健总成本可能高达9570亿美元。儿童时期形成的饮食习惯可能会持续一生，因而为孩子们创造一个健康饮食的环境

显得尤为重要。通过对儿童进行食育教育，使儿童从小获得烹饪、品尝、园艺和食物来源等相关知识与操作能力，从而自觉选择健康食品并具备判断食品信息的能力。另外，美国相关部门通过食育项目实现了保障低收入家庭和人群的饮食需求（Huang T K et al，2013）。[①]

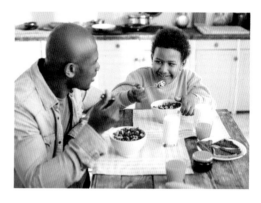

美国孩子的家庭早餐

二、基本情况

食育可以使儿童在人生早期就选择健康的饮食生活，这一过程需要由学校、社区和家庭共同承担。以学校为基础的营养教育已被证明能够显著降低学生的体重指数，学校最好的食育课程包括营养课和动手实践活动，它们让孩子动手种植并收获食物，可以触摸、品尝和烹饪，从小建立人与食物的关系。家庭膳食可以

---

① Huang T K , Sorensen D, Davis S, et al. Healthy Eating Design Guidelines for School Architecture[J]. Preventing Chronic Disease, 2013.

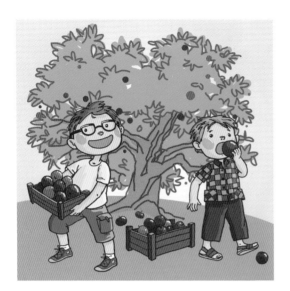

美国孩子收苹果

作为一种临床营养教育手段。以社区为单位将家庭食育和校园食育相互融合，可将食育活动的覆盖面进一步扩大，从而推动儿童对食物知识的学习。

近年来，食育活动在美国广泛展开，学校通过营养教育使学生逐渐接触、了解并享用健康食物。相对其他国家，美国的食育课程内容更偏重营养教育，以及与之相关的食物来源、生产和加工制作等方面，食育的推动形式主要包括国家项目、州政府和公共项目与计划、非营利组织项目以及实践性的营养教育活动等，这些共同推动了美国食育事业的发展。

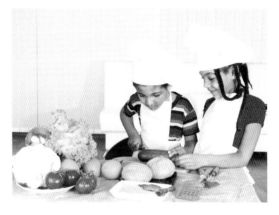

认识食材亲手制作食物

三、经验

（一）立法推动

1946年美国联邦法律《国家午餐法》推行，国家依照该法律规定推行学校午餐计划（NSLP），通过对学校进行补贴向符合条件家庭的学生提供低成本或免费的学校午餐。该法案对学校营养教育的要求为：第一，设定学校营养教育、体育活动和其他促进健康活动的目标。第二，为学校提供的所有食物和饮料提供有效的营养信息。第三，邀请学生家长、学生及其他学校的相关人员共同参与到健康政策的制定、实施和更新工作中。第四，即时向社区通知并更新学校健康政策内容。第五，定期核定学校健康政策的执行情况（Sara Beckwith，2016）。[1]

在国家午餐法推行多年的经验基础上，1966年颁布美国联邦法律《儿童营养法》（CNA）。该法律旨在满足儿童的营养需求，相继推行学校午餐计划、特别牛奶计划以

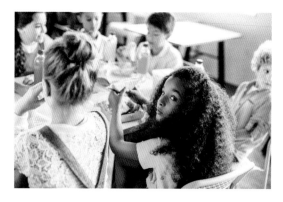

美国学校食堂的午餐

及学校早餐计划，为儿童提供低成本或免费的早餐。这项法规得到2010年《健康、无饥饿儿童法》的重新授权，改进和加强儿童营养和学校膳食计划，使其更好地满足学前、校内和校外儿童的需要，每五年一次对儿童营养法进行重新授权。[2]在2015年儿童营养法重新授权中提出四项加强营养教育的战略：一是，重新评估儿童营养计划和其他营养教育有关的项目之间的营养教育的有效性对比，并且考虑如何彼此之间协调。二是，妇女、婴儿和儿童特别补充营养项目（WIC）提供更多的资金和资源支持，这将有效节约营养教育成本。三是，支持

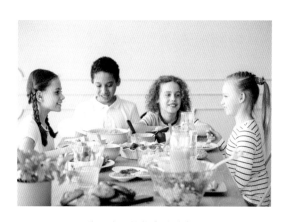

美国孩子的儿童节晚餐

在早期托儿机构为幼儿实施最新营养标准，并且为儿童提供家庭式膳食营养教育模式，帮助幼儿进行临床营养知识学习。四是，实施2015年《从农场到学校法案》（Farm to School Act），使得当地农民和牧场主参与并提供学校营养教育的需求（Alison Hard et al，2015）。[3]

① Sara Beckwith. 2016. Nutrition Education in America's Schools: A Policy Brief.
② Wikipedia. 2019. Child Nutrition Act.[EB/OL].（2019-12-12）. https://en.wikipedia.org/wiki/Child_Nutrition_Act.
③ Alison Hard, Claire Uno, MLIS, Pamela A. Koch, EdD, RD.2015.The Importance of Nutrition Education in the 2015 Child Nutrition Reauthorization, Alison Hard.

2015年10月22日，美国再次推出《营养教育法》（Nutrition Education Act）法案，该法案认为为了使学龄儿童掌握健康饮食习惯的知识和形成对食物的正确态度，需要进行全面的、临床性的营养教育。[①]

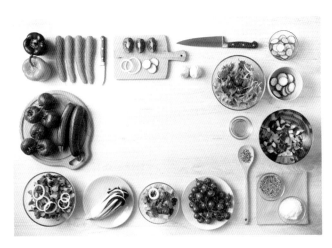

健康的饮食理念从认识新鲜蔬菜开始

美国在《国家学校午餐法》（National School Lunch Act）的基础上，提出了对营养教育更严格的最低要求，具体包括：第一，至少需要50个小时的营养教育对学生饮食行为产生影响。第二，每个年级提供基于项目标准的、综合的营养教育课程。第三，鼓励将营养教育贯穿到课程学习中。第四，协调好营养教育与学校膳食计划及其他营养相关的社区服务的关系。第五，推广水果、蔬菜、全谷物、低脂/无脂乳制品食品的食用，准备健康食品并进行营养实践。第六，培训教师和其他员工的营养教育知识。第七，建立能够正确评估学校健康政策的有效性的具体程序。

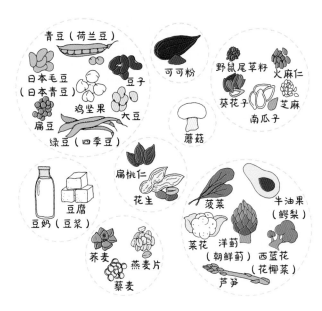

素食蛋白质来源

---

① U.S. Congress.2015.Nutrition Education Act.[EB/OL].（2019-12-12）. https://www.govtrack.us/congress/bills/114/hr3800.

（二）非营利性组织积极推动学生食育教育

虽然美国各州并没有强制要求学校进行食品和营养教育，但是有许多优秀的非政府组织等持续开展并推动食育项目和计划，如可食校园计划（ESP），国家农场进校园网络等。

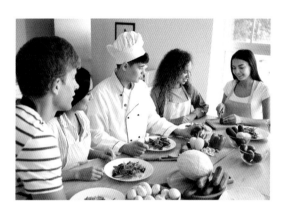

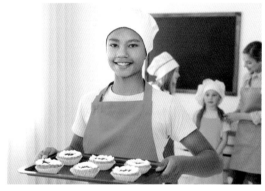

快乐的烹饪课堂

可食校园计划于1995年设立，目标是建立和分享从幼儿园到高中的全国食育课程。可食性教育将学校的食育体验与学生的日常生活体验联系起来，优先考虑学生对健康食品的获取。在使用新鲜的当地时令食材和提供学生在学校就餐的基础上实施食育活动。可食育课程和教学的示范点和创新中心位于美国加州伯克利国王中学的花园内，设有独立厨房和餐厅。ESP通过与整个学校社区密切合作，将1英亩（约4046.86平方米）的教学园区和专用的厨房教室连接到向所有学生讲授的科学和人文课程上面。目前，ESP开展了来自美国53个州和地区

以及全球75个国家的5513个项目。

由城市与环境政策研究所、西方学院和社区粮食安全联盟（CFSC）合作并领导，于2007年成立了国家农场进校园网络（NFSN），现在这是潮汐中心的一个项目。NFSN致力于将当地食材、学校菜园和粮食及农业教育纳入学校和教育等系统，是一个信息、宣传和社区的网络中心。推出旨在塑造蓬勃发展的农场到学校运动，在州、地区和国家层面提供愿景、领导和支持，连接并扩大农场到学校，该项运动从20世纪90年代末的少数几所学校发展到现在50个州的42000

多所学校。农场进校园使儿童及其家人能够做出明智的食物选择，同时推动当地经济发展并为充满活力的社区作出贡献。

　　NFSN中的农场到早期护理和教育更加接近当地食品采购，学校菜园和粮食及农业教育是其中的三个核心要素，它可以提高所有类型的ECE体系（例如幼儿园、幼儿中心、家庭托儿所和K-12学区课程等）的教育体验质量。它提供的福利与ECE的目标和优先事项相辅相成，重点强调体验式学习机会，家长和社区参与以及儿童、家庭和看护人的终身健康和福利。该项目吸引本地农民参与，从而满足了学校儿童营养教育的需求，教育儿童食物的来源和生长方式，使儿童对获取更新鲜、更优质的食物产生兴趣。据2018年调查显示，50%以上参与农场到早期护理和教育的受访者表示，此项计划改善了公共关系，并对当地经济产生支持作用（USDA EFNEP，2017）。[1]

农场到早期护理和教育计划中购买本地的、最低限度加工的食品的膳食计划，可以帮助供应商满足CACFP膳食模式和营养标准，包括多种水果和蔬菜、全谷物和低糖食品的选择。在美国农业部的儿童和成人看护食品计划膳食模式修订提出的最佳做法中，提供当地和季节性

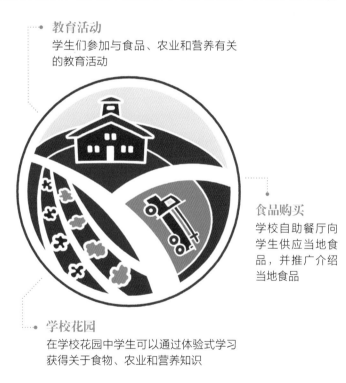

教育活动
学生们参加与食品、农业和营养有关的教育活动

食品购买
学校自助餐厅向学生供应当地食品，并推广介绍当地食品

学校花园
在学校花园中学生可以通过体验式学习获得关于食物、农业和营养知识

美国农场到早期护理和教育的基本构成要素[2]

① USDA-FNS. 2017 IMPACTS: The Expanded Food And Nutrition Education Program（EF-NEP）-Improving Nutritional Security Through Education. [EB/OL].（2019-12-12）.https://nifa.usda.gov/sites/default/files/resource/EFNEP-2017-Annual-Report.pdf.
② 图片来源：http://www.farmtoschool.org.

食品被确定为最佳做法（NFSN，2017）。[①]

　　食品部门计划（Food Corps）是一个成立于2009年的非营利组织，专注于健康食品、烹饪和园艺等方面的实践教育，并帮助学校改造餐厅，以确保其提供健康食物。食品部门计划的服务人员通常要求具有农业、营养、健康和食品政策方面的教育或工作背景，是年龄在18～30岁的个人。这些服务人员在以社区为基础的服务点的低收入公立学校进行为期1年的服务。目前，全国有351所学校与该组织合作，均采用了新的做法以改善学校食物环境的健康状况（Food Corps，2017）。[②]

　　在与学校合作之后，食品部门计划使用经过研究验证的蔬菜偏好调查来测量儿童对蔬菜偏好的变化，帮助学生塑造终生健康的饮食习惯，使一半以上孩子在一年营养知识教育后对蔬菜的态度有所改善。从参加食品部门计划到学年结束

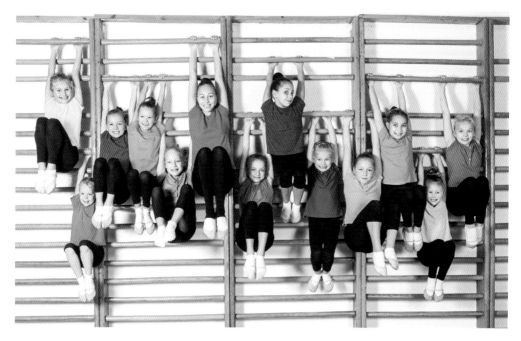

食育培养出身心健康的孩子

① NFSN. 2017. A Roadmap for Farm to Early Care and Education: A guide to understanding farm to school opportunities in early care and education settings.[EB/OL].（2017-06-05）. http:// www.farmtoschool.org/Resources/Roadmap_FarmtoECE.pdf.

② Food Corps. 2017. Annual Report.[EB/OL].（2019-12-12）. https://foodcorps.org/cms/assets/ uploads/2018/02/FY17-Annual-Report-FINAL.pdf.

时，有超过75%的学校拥有相当健康的学校食物环境，而在拥有更多该组织计划实践学习活动的学校，孩子们吃的水果和蔬菜数量是对照学校的3倍。该组织在康涅狄格州哈特福德市发起的教室里提供早餐、健康的打包食品的活动，使得每一所参与该计划的学校的早餐打包率均有所上升。

（三）开发可供学校使用的食育课程资源

为推动青少年更好地接触和了解食物，美国不同组织针对不同任务参与设置了各种食育课程，以满足学生对食育活动的不同需求（Lilia Smelkova et al，2015）。[1]

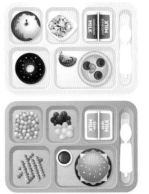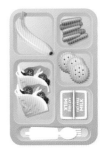

美国学校的午餐托盘

"可食校园计划（ESY）"的任务是建立和分享美国从幼儿园到高中的食园教育课程，旨在将花园和景观

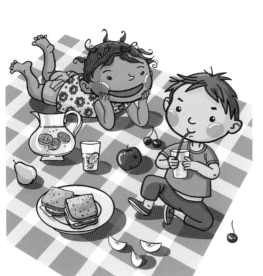

孩子们的野餐

融入学校课程，以提高学生与花园和厨房产生互动。

该计划将花园课程与科学和数学课程挂钩、厨房课程与人文课程挂钩，使学生参与植物种植、采摘以及烹饪的全过程，将花园课程采摘的食物作为学校午餐计划的补充，在厨房课程中完成食物烹制。ESY提供可供学生参与、学习的地点、主题，课程根据年级水平对花园和厨房类别加以

① Edible Schoolyard. Lilia Smelkova, et al. Food Day Campaign Manager. 2015. Food Education in America.[EB/OL].（2019-12-12）. https://kiesel.ucdavis.edu/Food_education_report_Dec2015.pdf.

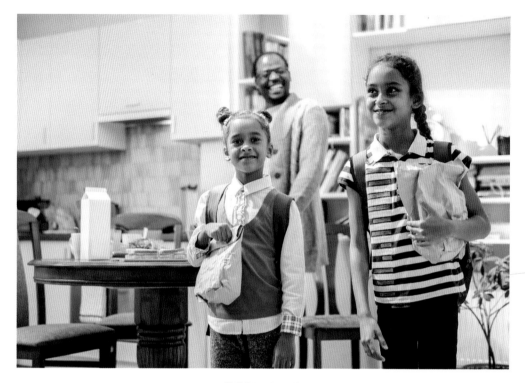

带着饭盒去上学

区分并进行筛选；也提供用于学校食物改革的在线课程。同时，ESY还为学生家长及其他家庭成员提供体验厨房教室的机会，增进食育的家庭式教育。生活实验室的教学人员将基于花园的学习融入核心课程计划，例如，第四版图书《成长中的课堂》有480页科学、数学、语言艺术和营养活动等方面的课程内容。课程包含健康饮食的最新资讯以及园艺烹饪等内容。生活实验室的工作人员全年为个人、学校和社区组织提供咨询服务，从而有针对性地建立并丰富基于农场和花园的学习项目，他们提出的花园和营养活动指南为儿童带来丰富的实践活动，在线标准数据库允许根据课程、年级、关键字或标准进行课程搜索，例如，园艺贴士与课程提供的学习任务，"如何用六种干果混合制作花园标志"等。

　　Nourish对话食物的健康以及食物从农场到餐桌再回到土壤的可持续问题，关注计划为全美50个州的2万多名教育工作者提供获奖的多媒体资源。它致力于提高美国人的食物素养，建立更健康的社区。Nourish融合了PBS电视节目、课程资源、网络内容、视频短片和研讨会，涵盖了社会研究、科学、健康和英语学习等课程。

此外，美国用于学生食品教育的课程资源还包括跨33门学科的Planet Health计划，该课程由哈佛大学公共卫生学院开发，已在马萨诸塞州投入使用；从政治角度教育学生营养知识的Food Fight开设的多种特色课程，旨在转变学生的饮食习惯和对待食物的态度。这些课程经常帮助学校满足USDA的要求，即在每个学区实施包括食品教育在内的健康政策（Lilia Smelkova et al, 2015）。[①]与其他国家相比，美国的食育内容更加偏重营养教育，以及对与之相关的食物来源、生产和加工制作等方面的教育。

加入食育研究进展讨论群
入群指南见书封面勒口处

联合食育各界主体
谋划食育行动方案

---

① Edible Schoolyard. Lilia Smelkova, et al. Food Day Campaign Manager. 2015. Food Education in America.[EB/OL].（2019-12-12）. https://kiesel.ucdavis.edu/Food_education_report_Dec2015.pdf.

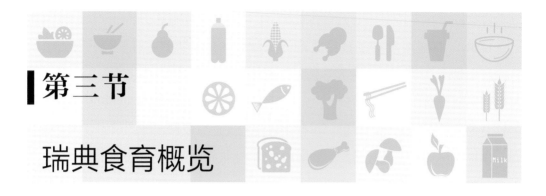

第三节

瑞典食育概览

一、背景

现代社会食品工业化和商业化的迅猛发展使食品营销和食品广告无所不在，这给瑞典家庭中的父母和孩子灌输了形形色色的背离健康的"食文化"，因而产生了极其不良的后果：首先是孩子偏食，喜欢吃垃圾食品；其次是父母视听混

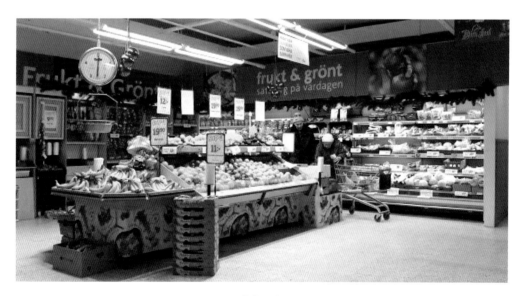

瑞典超市

淆，对食品问题无法做出正确的选择和判断。如果采取给孩子恶补营养的做法，反而给孩子的健康带来隐患。

现代城市生活节奏的加快促使大多数人养成了不好的饮食习惯。无论是大人还是孩子，早晨匆忙出门，往往顾不上吃早饭，午饭和晚饭也匆匆解决，既谈不上良好的饮食习惯，更无法保障丰富、健康的营养搭配。造成这些后果的原因，有些家庭和个人是因忙碌工作与生活导致的无奈之选，另外一些人则

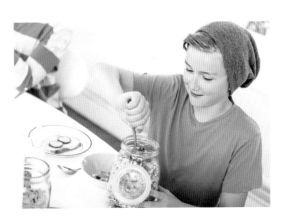

瑞典孩子的早餐

是因缺乏必要的饮食知识，不知道应该怎么吃饭，以及不了解不吃早饭的严重后果。以上是瑞典开展食育教育急需解决的问题。

目前，铺张浪费的饮食现象广泛存在。例如，工作场合一些商务宴请中的铺张浪费简直达到了惊人的程度；生活在城市里的多数孩子没有参与过植物栽培和食物烹饪活动，不了解农事活动和食品制作的不易，自然也就不知道应该珍惜食物。食育课程通过各种农事和烹饪活动的亲身实践和体验，让孩子在学到食育知识和技能的同时，培养孩子与大自然和谐相处的意识，从小养成节约食物、保护环境的良好习惯。

二、内涵

食育课程使孩子们通过对饮食观念、营养知识、饮食安全、饮食文化等知识的学习和对食物烹饪、植物栽种等的参与体验，获得关于"食"的知识和选择"食"的能力，从而培养孩子成为有与自然、与环境和谐相处的意识、对传统饮食文化有理解力、有良好饮食习惯、能过健康饮食生活的人。广义的食育课程对象不仅限于孩子，还可以有父母和成人；不仅是对知识的灌输，更是对快乐的体验；不仅使听课人获得"食"技能，也培养其保护自然环境的责任和意识。食育

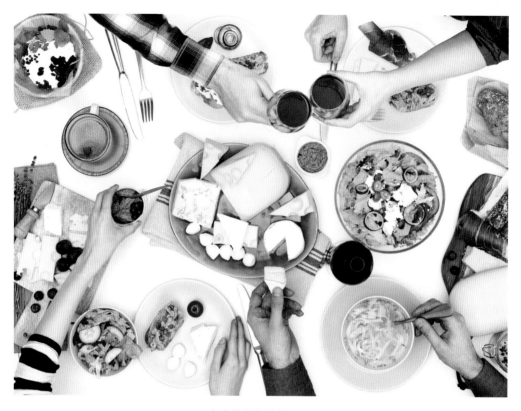

餐桌礼仪与饮食文化

按知识、态度、技能、习惯可以分为以下部分：第一，知识。食品常识、烹饪知识、食文化、营养与健康知识、食品卫生安全。第二，态度。环保、节约、与大自然和谐相处。第三，技能。烹饪、饮食、栽培（体验式教学）。第四，习惯。科学、健康、可持续的饮食习惯、饮食文化礼仪。食育是其他教育的根本。

三、食育事业关涉学校、家庭、社区和政府

瑞典政府在食育中主要承担对立法、经费、舆论导向等提供支持的作用，以加强食育宣传和严格规范食品广告。社区则可以开展各种与食育相关的宣传和活动，以家庭为单位通过愉快的体验活动，使大众获得食育的相关知识与技能，并形成环保和节约的意识、养成良好的饮食习惯。学校作为食育活动的主战场，除了进行传统的知识讲授，还可以采用烹饪体验活动的形式，以班级为单位或学生个人为单位领取一样植物进行"认养"，也可以有组织地到各农场进行蔬菜栽

种体验，还能与大自然亲密接触，又可以举行亲子烹饪或食文化的竞赛活动，等等。学校的食育课程内容和形式丰富多样，最重要的是让学生通过味觉、视觉、嗅觉、触觉等多种手段感受和体验食物的存在。

食育活动具有高参与度的特性，要求从关心孩子开始，吸引学校、家庭、社区共同关注食育、学习食育、体验食育。那么，各主题之间应该如何分工呢？瑞典环境科学研究院借鉴日本食育的成功经验，把开展食育的主渠道设在学校，将家庭作为食育的重要支撑，政府和社区则是食育的主导者。将三方力量有机地联系在一起，父母既是学校食育课程的重要参与者，也是社区食育体验活动的组织者和倡导者；政府则通过立法或政策引导令食育引起全社会的足够重视，只要有可能，还应给予一定的经费支持。

四、瑞典学校的食育课程

（一）基本情况

瑞典的食育教育从小做起，如7～9年级（12～16岁）的在校学生必须在学校学习每周约1小时的"家庭与消费者知识"必修课程，课程的主题包括食物、饮食与健康，消费与经济知识，环境与生活方式三方面内容。

学校食育课程的内容包括烹调和保存食物的知识、食物卡路里的计算、不同人对食物的营养需求、食品制造与运输过程、食品制造与传输方式如何影响环境和健康、食物的基本成本与选择等，如学生通过课程可以学习到"低成本食物未必总是最佳的选择"。相关学习内容还包括如何

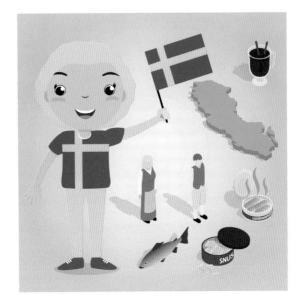

瑞典美食图

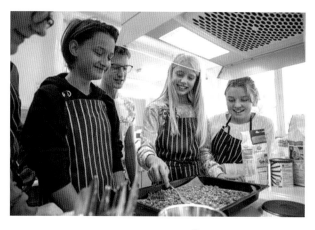

瑞典食育教育①

有效利用食材、不同食物的文化与背后的意义等，课程还教导学生以健康的方式烹调出健康的料理。

瑞典的义务教育制学校均为"家庭与消费者知识"课程配备有专职教师和专用教室，教学所用食品和相关教具均由学校负责购置。课程预算因为涉及了所使用食物原料、课程长度与课时、教学团体规模和课堂设计等多种因素，所需经费有所区别，而由各学校自行确定。

（二）历史演变②

"家庭与消费者知识"课程是具有悠久历史的瑞典学校课程。最早的该类课程（家政课）见于1881年瑞典的斯德哥尔摩，当时是纯理论性的课程。1897

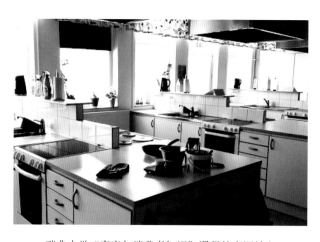

瑞典中学"家庭与消费者知识"课程的烹调教室

年，该类课程被纳入瑞典小学教学体系，但最初不属于正规（必修）教学范畴，教学对象则仅限于女孩。

20世纪40年代，瑞典政府议案提出将小学、中学和女子学校合并为新式学校，并就学校课程的改变和完善进行了广泛的讨论。

---

① 图片来源：https://lararutbildning.gu.se/utbildning/amneslararprogrammet/amnen/hem-och-konsumentkunskap.

② Lange M. 2017. Food safety learning in home and consumer studies: Teachers' and students' perspectives[D]. Acta Universitatis Upsaliensis.

1962年，瑞典正式引入全国统一的义务教育制学校体系，要求所有学生接受相同的教学，"家庭与消费者知识"（当时课程名称为"家政学"）是必修课程之一，无论男孩还是女孩都要学习。同年出版了第一期课程教材，教学大纲和内容在1969、1980、1994、2000（新教学大纲）和2011年先后进行了修订。

在2000年新教学大纲出台之前，瑞典政府官方报告指出：复杂的消费社会需要知识渊博且知情的消费者，因此改善学校的消费者教育势在必行。根据相关要求，瑞典教育署在"家政学"课程中增加了消费者知识教育这部分内容，并把课程正式更名为"家庭与消费者知识"。

（三）规定与要求

瑞典义务教育课程适用于所有学生，除了总体目标和指导方针，还包含教育法和学科教学大纲。每个科目都有教学大纲，描述具体的学科目标和内容。

家庭生活是人类活动的核心内容，人在家庭当中的行为和习惯将影响到个人和家庭的福祉，进而关乎社会和自然。"家庭与消费者知识"课程中关于消费者问题和家庭工作的知识，将为个人作为消费者从健康、经济和环境方面做出知情选择奠定良好的基础。

在瑞典的9年义务教育中，"家庭与消费者知识"课程的教学时间要求不少于118小时（9年义务教育总教学时间不少于6785小时）。瑞典教育署对"家庭与消费者知识"课程的主要要求如下。[①]

第一，主要教学目的。以家庭和消费者知识为主题的教学，旨在培养学生对家庭工作、经济和消费的知识和兴趣。学生将有机会学习、积累食物和膳食方面的知识。因此，这种食育教学将帮助学生在家中烹饪和其他家庭任务方面发挥主动性和创造力。通过家庭和消费者知识的教学，学生将有机会发展在不同情况和环境条件下规划和准备食物和膳食的能力、应对家庭实际状况的能力和作为消费者和从可持续发展的角度评估家庭决策的能力。

第二，主要教学内容。1～6年级在食物、饮食与健康方面：学习食谱和说

---

① 资料来源：https://www.skolverket.se.

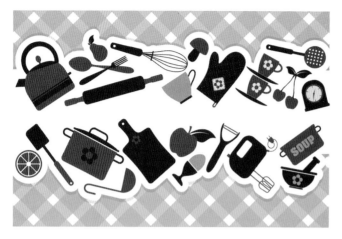

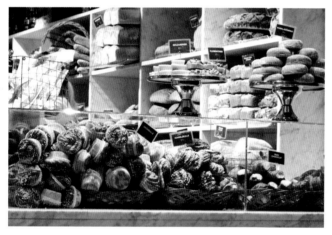

瑞典斯德哥尔摩市地铁站的一家面包店

明以及如何阅读和遵循它们，包括烘焙和烹饪的常用词语和概念以及不同的烘焙和烹饪方法，规划、组织、准备家庭膳食和其他家庭工作。学习用于烘焙和烹饪的器具、技术、设备以及如何安全使用，处理、烹饪和储存食物时的卫生和清洁需求，有助于规划多样化均衡膳食以及如何在一天内安排膳食的工具，社区膳食的重要性。7～9年级在食物、饮食与健康方面：学习食谱比较和烹饪量的计算，创建个性化食谱以及不同烘焙和烹饪的方法，方法的选择如何影响工作流程和结果，规划并组织烹饪和其他家庭任务的工作。学习可用于烘焙和烹饪的器具和技术设备，以及如何按照不同功能进行安全使用，处理、烹饪和储存食物时的卫生和清洁需求。学习个人对能量和营养的需求，以体育运动为例如何根据不同需求编制膳食，如何安排膳食，以及用餐对社区和幸福生活的重要性。

第三，学业评估。学生学业评估从A到F进行等级评分，其中A是最高的，F是未通过的。

（四）教师培养

教师的培养对教学至关重要，瑞典"家庭与消费者知识"教师中有

20%～23%未经正规的专门领域培训（Lindblom C. et al, 2013; Lange M. et al, 2014）。[1][2]如果考虑2011年瑞典教育署"家庭与消费者知识"课程教学调整的要求，这个比例可能更高（Håkansson A., 2015）。[3]

当前，瑞典的于默奥大学、乌普萨拉大学、哥德堡大学和克里斯蒂安斯塔德大学等大学均为"家庭与消费者知识"教师的培养提供相关教育。2010年，瑞典成立了家庭和消费者科学国家研究院（NFHK），进行"家庭与消费者知识"领域的研究生教育。在此之前，相关研究生的教育则大多在饮食科学学科内进行。对教师进行的教育核心课程主要包括四个主题：学习、发展和教学；课程理论、组织、跟进、学习与发展分析；领导力、特殊教育、社会关系和冲突管理；科学理论、研究方法论、评价与发展。

学科研究的目的是获得学科领域知识、掌握教师所需的工具。研究将学习三个科目，其中主科目60周，期间需要完成两项独立的论文，包括毕业主题论文；另外两个科目每个有30周学习时间。

教师接受教育期间，还将在20周内完成职业教育（VFU）。在VFU期间，能够实践培训期间学习的理论知识，反思教学专业的不同层面，发展独立行动和承担责任的能力，并有机会计划、实施和领导学校的教育活动。

加入食育研究进展讨论群 入群指南见书封面勒口处 | **联合食育各界主体 谋划食育行动方案**

① Lindblom C., Erixon Arreman I. & Hörnell A. Practical conditions for Home and Consumer Studies in Swedish compulsory education: A survey study [J]. International Journal of Consumer Studies, 2013, 37 (5): 556-563.

② Lange M., Göranzon H. & Marklinder I.. 'Teaching Young Consumers' – food safety in home and consumer studies from a teacher's perspective [J]. International Journal of Consumer Studies, 2014, 38 (4): 357-366.

③ Håkansson A. Indoctrination or education? Intention of unqualified teachers to transfer consumption norms in home economics teaching [J]. International Journal of Consumer Studies, 2015, 39 (6): 682-691.